Mit Insulin auf Reisen

Reiseplanung und Durchführung

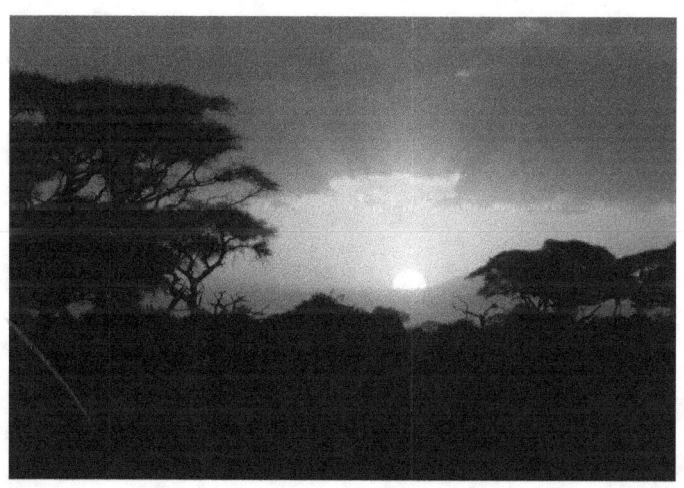

Gisela Helman

Vorwort

Wie sollten Sie sich auf der Reise verhalten um eine Unterzuckerung zu vermeiden? Was sollten Sie mitnehmen? Wie sollten Sie das Insulin transportieren? Das Buch beantwortet Ihnen diese und viele weitere Fragen. Es hilft Ihnen optimal vorbereitet zu starten um den Urlaub genießen zu können. Sie sparen viele Stunden Recherchearbeit und vermeiden manches Missgeschick.

Im eBook können Sie während des Lesens durch einen Klick auf die Links, interessante Filme und weitere Informationen, sofort, einfach und unkompliziert ansehen.

Lassen Sie sich von der Vielfältigkeit der verschiedenen Regionen überraschen. Beachten Sie ein paar Regeln und Sie können Ihren Urlaub genießen.

Inhalt

Diabetes-Verhaltensregeln

Tun Sie alles um eine Unterzuckerung zu vermeiden.
Wenn Sie nicht mehr Herr über ihren Körper sind ist
dies auf einer Reise problematisch. Vermeiden Sie
dies auch um den Preis eines zu hohen
Blutzuckerspiegels.

Eine kurzfristige Überzuckerung ist nicht
problematisch und kurzfristig auf einer Reise
hinnehmbar.

Trennen Sie den Diabetikerbedarf in kurzfristigen und
langfristigen Bedarf.

Transportieren Sie den kurzfristigen Bedarf in der
Lenkertasche bzw. im Handgepäck. Nehmen Sie den
kurzfristigen Bedarf, wie ihr Geld, immer mit. Lassen
Sie es nicht irgendwo liegen. Damit kommen Sie
jederzeit schnell und unkompliziert an ihr Messgerät
und an das Insulin heran. Transportieren Sie hier auch
Traubenzucker oder ähnliches um den Blutzucker im
Bedarfsfall sehr schnell anheben zu können. Der
kurzfristige Bedarf sollte für 2-3 Tage ausreichen.
Dann haben Sie etwas Zeit, falls ihr Langzeitbedarf
wegkommt.

Transportieren Sie den langfristigen Bedarf in einem
geschützten Behälter an einem geschützten Ort. Im
Normalfall müssen Sie im Laufe des Tages nicht an
diesen Bedarf heran.

Informieren Sie eine Vertrauensperson über ihre Diabetes. Erklären Sie, dass Sie bei Verwirrtheit oder Bewusstlosigkeit Zucker benötigen. Zeigen Sie der Vertrauensperson wo Sie den Traubenzucker, Saft oder ähnliches und das Glukagon-Notfallset transportieren. Zeigen Sie der Vertrauensperson wie das Glukagon-Notfallset einzusetzen ist.

Blutzucker bei ungewohnter Belastung

Wenn Sie sich stärker körperlich bewegen benötigen Sie wesentlich weniger Insulin. In dem Fall verbrauchen ihre Muskeln einen großen Teil des Zuckers.

Ein erhöhter Blutzuckerspiegel schadet kurzfristig weniger als eine plötzliche Unterzuckerung mit Bewusstlosigkeit.

Reduzieren Sie in diesem Fall die Insulinmenge. Im Extremfall können Sie kurzfristig auch ganz auf Insulin verzichten.

Akzeptieren Sie bei ungewohnten Aktivitäten einen erhöhten Blutzuckerspiegel. Führen Sie Saft oder Traubenzucker mit um einer schweren Unterzuckerung mit Bewusstlosigkeit vorzubeugen.

Kommt es durch den hohen Blutzuckerwert zu erhöhten Urindrang, so muss der Blutzuckerspiegel mit Insulin gesenkt werden.

Durch den Urin werden auch Mineralstoffe,...
ausgeschieden. Dies kann zu Krämpfen,... führen,
welche die körperliche Aktivität ebenso plötzlich
beenden können. Im Kapitel
„Reisevorbereitung/Ausrüstung/Verpflegung/
Mangelerscheinungen" erfahren Sie mehr zu dem
Thema.

Senken Sie den Blutzuckerspiegel, sobald die
körperliche Aktivität beendet ist (am Abend, nach
Erreichen des Nachtquartiers,...).

Versuchen Sie in der Nacht den Blutzuckerspiegel
niedrig zu halten. Beachten Sie, dass bei tagelanger
ungewohnter körperlicher Belastung die Depots im
Körper abgebaut werden und auch der
Langzeitinsulinbedarf in der Nacht ohne Bewegung
sinkt.

Legen Sie Taschenlampe, Insulin, Messgerät,
Messstreifen und zusätzlich Saft oder Traubenzucker
an das Nachtlager, so dass Sie zum Messen des
Blutzuckers oder bei Unterzuckerung nicht aufstehen
müssen.

Um zu vermeiden, dass Sie bei Unterzuckerung den
ungewohnten Weg zur Toilette nicht meistern, sollten
Sie sich eine Urinflasche an das Nachtlager stellen.
Hier eigenen sich Trinkflaschen mit sehr weitem Hals
sehr gut.

Durch diese Vorsichtsmaßnahmen sollte das
Verlassen des Nachtlagers mitten in der Nacht
vermeidbar sein.

Blutzucker bei Aufregung

Wenn Sie aufgeregt sind steigt der Blutzuckerspiegel
ohne dass Sie dafür Kohlenhydrate essen müssen.

Essen Sie normal und spritzen Sie normal. Der
Blutzucker wird trotzdem hoch sein. Akzeptieren Sie
in dem Fall einen erhöhten Blutzuckerspiegel.

Wenn Sie eine ungewohnt lange Autofahrt als Fahrer
vor sich haben wird der Blutzucker steigen. Ihr
Körper bleibt damit munter um schnell reagieren zu
können. Vertrauen Sie der Natur, das ist gut so.

Ein niedriger Blutzuckerspiegel würde Sie eventuell
müde machen. Und dies ist als Fahrer gefährlicher für
Sie und ihre Umgebung als ein kurzzeitiger erhöhter
Blutzuckerspiegel.

Sitzen Sie als Gast in Flugzeug, Bahn oder Bus und
haben eine lange Fahrt vor sich, so senken Sie trotz
eventueller Aufregung den Blutzuckerspiegel auf
einen Normalwert. Wenn Sie jetzt einschlafen, so ist
das ja vielleicht sogar erwünscht.

Führen Sie Saft oder Traubenzucker mit um einer
schweren Unterzuckerung mit Bewusstlosigkeit
vorzubeugen.

Umgang mit geschädigtem Insulin

Wenn Sie Insulin über eine lange Zeit nicht optimal
lagern verliert es seine Wirkung.

Ersetzen Sie das geschädigte Insulin gegen voll wirksames Insulin, wenn dies möglich ist.

Wenn der Ersatz nicht möglich ist, dann passen Sie die Dosierung an.

Beispiel:
Die Wirksamkeit des Insulin hat sich halbiert. Spritzen Sie die doppelte Menge Insulin. So erreichen Sie die gleiche Wirkung.

Am einfachsten ermitteln Sie die Wirksamkeit des Insulins in der Nacht, wenn Sie sich nicht bewegen (kein Zuckerverbrauch durch die Muskeln) und Sie keine Kohlenhydrate aus der Nahrung aufnehmen (letzte Mahlzeit einige Stunden vorbei).

Messen Sie den Blutzucker. Spritzen Sie bei erhöhtem Blutzucker die normale Menge Insulin. Messen Sie nach einigen Stunden erneut und vergleichen den Blutzuckerwert mit ihren Erwartungen.

Ist der Blutzuckerwert nur halb so stark gesunken wie eigentlich unter diesen Umständen zu erwarten wäre, so hat sich die Wirkung des Insulins halbiert. Wenn Sie Annehmen, dass alle unter ähnlichen Verhältnissen gelagerten Ampullen die gleiche Wirksamkeit haben, so liegen Sie meist nicht verkehrt. Beachten Sie aber, dass jede Ampulle Insulin ihren eigenen Verfall hat.

Seien Sie vorsichtig, wenn Sie eine neue Ampulle anreisen und eine erheblich größere Menge Insulin als eigentlich normal spritzen. Es wird so sein, dass auch hier die Wirksamkeit nachgelassen hat. Es ist aber nicht sicher.

Wärmegeschädigtes Insulin verändert sich optisch nicht. Sie bemerken dies erst beim Messen der Blutzuckerwerte. Der Blutzucker sinkt nicht so stark wie Sie es erwartet haben.

Kältegeschädigtes Verzögerungsinsulin erkennen Sie optisch an Ausflockungen und Schwebeteilchen, welche sich beim Schütteln nicht auflösen.

Kältegeschädigtes Normalinsulin erkennen Sie optisch an Verfärbungen und eventuellen Schwebeteilchen in der normalerweise klaren Flüssigkeit.

Transport von Insulin

Insulin sollte im Kühlschrank bei 8°C gelagert werden. Was tun, wenn dies auf einer Reise nicht möglich ist?

Sie können Insulin im Temperaturbereich zwischen +4°C und +40°C über mehrere Wochen transportierten, ohne dass das Insulin seine Wirkung vollkommen verliert. Sehr empfindlich ist Insulin gegenüber Temperaturen unter 0°C.

Die Teststreifen sollten ebenfalls trocken und bei Zimmertemperatur gelagert werden. Allerdings sind diese nicht so empfindlich wie Insulin.

Sie benötigen 2 Transportbehälter. Einen für den Tagesbedarf mit Teststreifen, Pen,... und einen für den langfristigen Bedarf.

Transportieren Sie die als Ersatz doppelt mitgeführten Dinge (Ersatz-Messgerät, Ersatz-Stechhilfe,...) möglichst getrennt von den täglich verwendeten Dingen. So dass die eine Hälfte noch da ist, wenn die andere Hälfte verloren gegangen ist.

Im Flugzeug ist es sinnvoll einen großen Teil der Medikamente (auch das Insulin, incl. Zubehör wie Messgerät,...) im Handgepäck mitzuführen. Dies ist trotz Flüssigkeitsbeschränkung im Handgepäck kein Problem. Beweisen Sie durch den Diabetikerausweis, dass dies für Sie lebensnotwendige Medikamente sind.

Wenn Sie auf ihrer Reise an einem Kühlschrank/Kühlbox... vorbeikommen, so nutzen Sie diesen zur Aufbewahrung der Insulin-Transportbox. Lassen Sie das Insulin in der isolierten Transportbox. So vermeiden Sie Frostschäden am Insulin, welche entstehen können, wenn das Insulin zu nah an den Kühlplatten des Kühlschranks,... liegt. Diese Frostschäden können bei einem sehr kleinen Kühlschrank sehr schnell auftreten.

Nachsendung

Da die Lagerung des Insulins auf der Reise nicht optimal ist kann es bei einer längeren Reise sinnvoll sein das Insulin an feste Adressen mit der Post zu versenden. Das Paket wird im Normalfall beim Transport keinen extremen Temperaturen ausgesetzt sein.

Lassen Sie das Insulin von zu Hause an eine von Ihnen bald erreichte feste Adresse schicken. Dies kann ein Hotel, eine Jugendherberge oder ein Campingplatz sein. Informierten Sie die feste Adresse im Vorfeld, dass Sie ein Paket auf ihren Namen erhalten werden. Im Normalfall sollte dies kein Problem sein.

Vermerken Sie auf der Anschrift neben ihrem Namen auch ihr Ankunftsdatum. Erreichen Sie dann die feste Adresse und hat der Pakettransport funktioniert, was in Europa im Normalfall gegeben ist, dann haben Sie frisches Insulin und sonstigen neuen Reisebedarf aus der Heimat.

Kauf eines Transportbehälters

Es ist möglich Transportbehälter für Insulin, Pen, Teststreifen,... zu kaufen. Gehen Sie dazu in eine Apotheke und lassen sich beraten.

Alternativ können Sie einen Thermosbehälter für Eis kaufen. Dieser hat eine große Öffnung und eignet sich damit sehr gut zum Transport von temperaturempfindlichen festen Stoffen, wie zum Beispiel für Insulinampullen. Füllen Sie den nicht benötigten Platz im Behälter mit Zellstofftaschentüchern oder ähnlichem. Damit vermeiden Sie Beschädigungen durch Erschütterungen beim Transport.

Erfüllen die von der Industrie hergestellten Transportbehälter nicht Ihre Anforderungen, so können Sie leicht einen Transportbehälter bauen, welcher von Größe und Gewicht ihren Anforderungen entspricht.

Bau eines Transportbehälters

Der Transportbehälter soll den Inhalt vor mechanischer Beschädigung, vor Hitze und Kälte und Feuchtigkeit schützen.

Vor Feuchtigkeit und mechanischer Beschädigung kann das Insulin sehr gut in einer wasserdichten Plastebox aufbewahrt werden.

Diese Plasteboxen gibt es von vielen verschiedenen Herstellen in Haushaltwarenläden, Baumärkten oder im Internet in allen Größen.

Polstern Sie die Dose mit Styropor, Schaumstoff oder ähnlichem. Verwenden Sie dazu Schaumstoff mit einer Dicke von der halben Dose.

Beispiel:
Ist die Dose 4 cm hoch, so sollte der Schaumstoffstreifen etwa 2 cm hoch sein. 2 Schaumstoffstreifen übereinander ergeben dann 4 cm, also die Dicke der Dose. Zwischen die beiden Schaumstoffstreifen kommt dann das zu schützende Insulin.

Brennen Sie mit einem heißen Gegenstand (Lötkolben, ein über dem Feuer erhitztes Messer,...) Vertiefungen in den Schaumstoff ein. In die Vertiefungen legen Sie später das Insulin,...

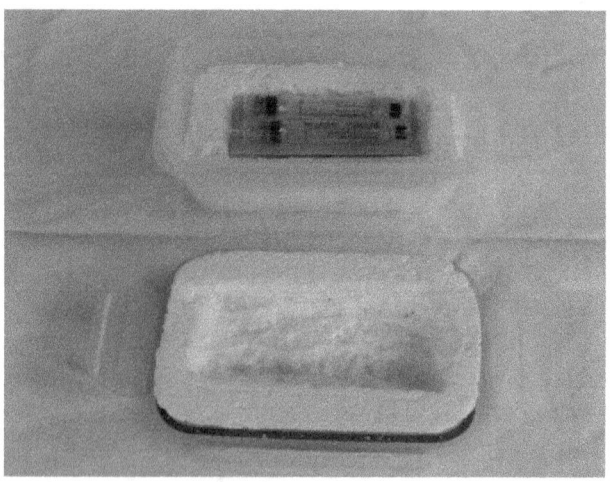

Beschriften Sie die Dose mit dem Wort Insulin, so dass bei der Lagerung im Kühlschrank Verwechslungen mit anderen Lebensmitteln möglichst vermieden werden.

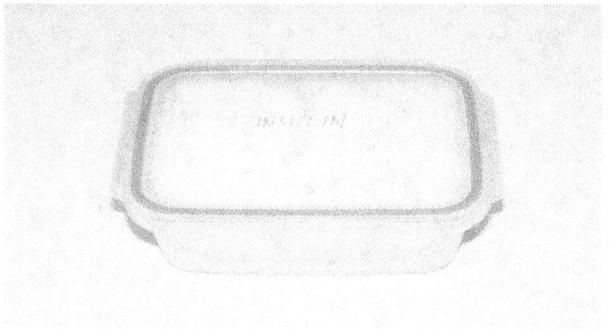

Da es die wasserdichten Plasteboxen in allen Größen und Formen gibt können Sie so die für Sie ideale Größe auswählen.

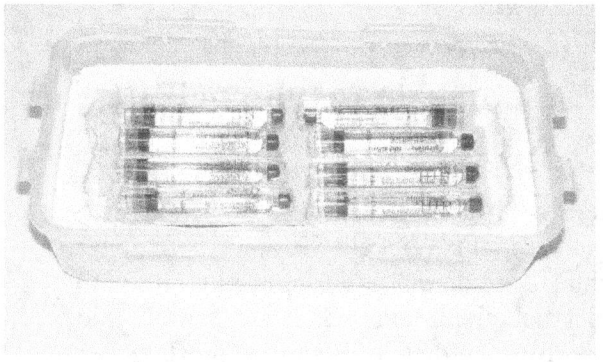

Stellen Sie noch eine zweite Transportbox her in der
Sie den Tagesbedarf mit Insulinpen, Messgerät und
Messstreifen transportieren können.

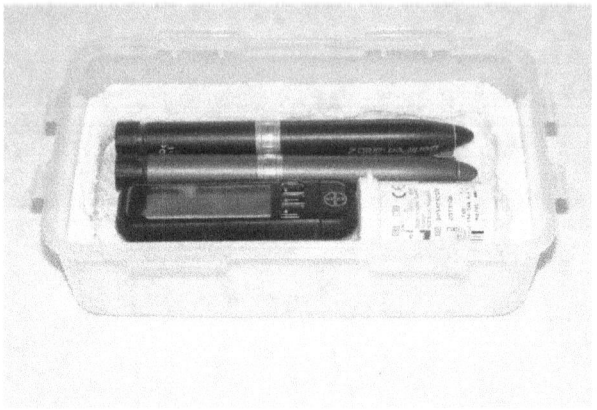

Der Vorteil des hier vorgestellten Lösung liegt vor
allem im Gewicht, in der flexiblen Größe und im
geringen Preis.

Transport von Insulin bei Hitze und Kälte.

Die Box mit dem Reserveinsulin benötigen Sie
tagsüber nicht. Wickeln Sie die Box in den
Schlafsack oder andere Sachen ein um so eine
zusätzliche Isolationsschicht zu schaffen und
transportieren dies im Rucksack/Koffer,...

Auf diese Weise können Sie Temperaturdifferenzen von bis zu 40 Grad für einen Tag überbrücken. Temperaturen von -15°C bis +60 °C sind damit abgedeckt.

Wenn Sie im Winter im Zelt schlafen, dann müssen Sie die Transportbox in der Nacht zum Aufwärmen mit in den Schlafsack nehmen.

Transport von Insulin bei extremer Hitze

Unter extremen Bedingungen ist der Transport von Insulin in einem Thermosbehälter sinnvoll. Legen Sie das Insulin in eine wasserdichte Box oder schweißen Sie das Insulin in Plastetüten ein. Stecken Sie die wasserdichte Box/Plastetüte in einen Thermosbehälter. Es gibt Thermosbehälter mit großen Öffnungen. In diese Behälter können Sie die im vorhergehenden Kapitel beschriebenen wasserdichten Boxen unterbringen.

Füllen Sie den Thermosbehälter mit kaltem Wasser. Wechseln Sie das Wasser, wenn dieses zu warm geworden ist und Sie kaltes Wasser zur Verfügung haben. Wenn Sie in einer weiteren Thermoskanne Eiswürfel mitführen, so können Sie dieses Eiswasser zum Kühlen des Wassers im Thermosbehälter mit Insulin verwenden. Kontrollieren Sie das Wasser im Thermosbehälter mit Insulin jeden Morgen, wenn alle Wasservorräte durch die Nacht abgekühlt sind. Füllen Sie das kälteste zu bekommende Wasser in den Thermosbehälter mit dem Insulin .

Mit dieser Methode kommen Sie lange Zeit durch Gebiete mit extremer Hitze ohne dass das Insulin seine Wirkung vollkommen verliert.

Transport von Insulin bei extremer Kälte

Nutzen Sie den Körper als Wärmespender. Tragen Sie das Insulin in einem Brustbeutel oder einer Innentasche möglichst nah am Körper.

Schützen Sie in diesem Fall Messstreifen und Messgerät vor zu viel Feuchtigkeit des Körpers (kleine wasserdichte Plastebox).

Die Blutzuckermessung ist kein Problem, wenn Messgerät und Messstreifen ebenfalls Körpertemperatur haben. Suchen Sie sich zur Messung einen windgeschützten Platz.

Stecken Sie das Insulin nicht in Außentaschen, da es dort gefrieren würde.

Beachten Sie, dass die Batterien des Messgerätes stark unter den Minustemperaturen leiden. Nehmen Sie Ersatzbatterien mit. Lagern Sie alles möglichst warm (am Körper,...).

Reisemöglichkeiten

Die Möglichkeiten für Ihren Urlaub sind heute nahezu unbegrenzt.

Lassen Sie sich von den angebotenen Reisen der Reisebüros inspirieren. Wenn Sie möchten können Sie diese Touren auch ohne Reiseveranstalter privat durchführen. Überlegen Sie zuerst was für einen Urlaub Sie bevorzugen. Soll es eine Wanderurlaub sein, so suchen Sie nach Reisebüros, welche einen Wanderurlaub anbieten. Soll es eine Badeurlaub sein, so suchen Sie nach Badeurlaub.

Erkunden Sie auch die Gegend vor ihrer Haustür. Sie müssen nicht weit fahren um einen schönen Urlaub zu erleben.

Tipps von Reisebüros finden Sie unter:

https://urlaub.check24.de/

https://www.der.com/

https://www.thomascook.de/

https://www.first-reisebuero.de/

https://www.ab-in-den-urlaub.de/

Pilgerwege

Allgemeines

Wie wäre es mit einer Pilgertour? Sie dürfen Wandern, Radfahren oder Reiten um die Pilgerurkunde zu bekommen.

Die Pilgerwege sind deshalb sehr interessant, weil Sie hier eine Infrastruktur vorfinden, welche sonst in vielen Ländern, wie Spanien oder Italien, für Radfahrer und Wanderer nicht vorhanden ist. Viele der Pilgerwege sind sehr gut markiert und bieten sehr gute Möglichkeiten für eine preiswerte Übernachtung.

Für Christen gibt es viele interessante Pilgerziele. Da ist zum einen Jerusalem, eines der ältesten Pilgerziele, aber heute kaum noch zu Fuß, wandernd, erreichbar.

Später wurde der Vatikan in Rom ein weiteres wichtiges Pilgerziel. Der Weg in Italien ist heute als Via Francigena ausgeschildert. Die touristische Infrastruktur ist noch lückenhaft, wird aber jedes Jahr besser.

Heute wesentlich populärer und mit einer hervorragenden touristischen Infrastruktur ausgestattet ist der Jakobsweg nach Santiago de Compostela in Spanien. Wenn Sie in Spanien etwas länger wandern wollen, dann nutzen Sie diese Jakobswege.

Achtung, im Normalfall sind die Pilgerwege nur in eine Richtung markiert, zum Ziel hin, nach Santiago de Compostela, Rom,... . Für den Rückweg, in die Richtung weg von Santiago de Compostela, Rom,... gibt es im Normalfall keine Markierung! Für den Rückweg benötigen Sie also eine Landkarte oder ein GPS-Navigationsgerät. Planen Sie also möglichst in Richtung Pilgerziel zu wandern. Das ist einfacher.

Die Richtung der stilisierten Muschel spielt beim Jakobsweg eine Rolle. Die Richtung wo die Muschel mit ihren Strahlen hinzeigt ist die Richtung des Weges. So biegt der Weg im nachfolgenden Bild nach rechts ab.

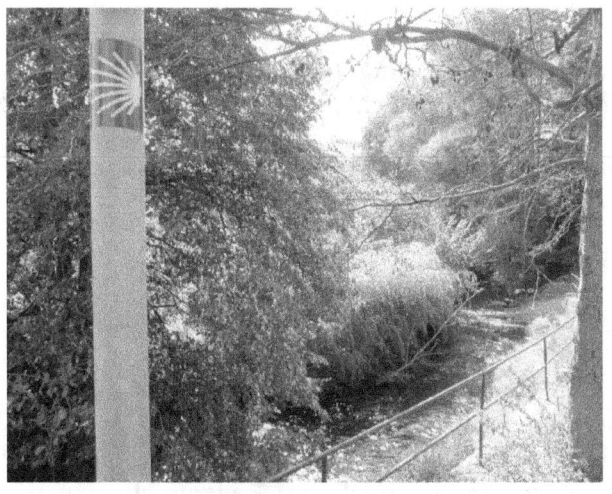

Jakobswege - Pilgern nach Santiago de Compostela

Die Pilgerweg nach Santiago de Compostela in Spanien werden unter dem Begriff Jakobswege zusammengefasst. Die touristische Infrastruktur auf dem Weg nach Santiago de Compostela, besonders in Spanien, ist hervorragend. Die Gebeine des Apostel Jakobus machen die Stadt seit dem Jahr 830 nach Christus zum Wallfahrtsort.

Die Jakobsmuschel ist das Pilgerzeichen auf dem Jakobsweg.

Auf Grund der christlichen Feierlichkeiten ist es interessant zu Ostern oder Weihnachten in Santiago de Compostela anzukommen.

Für die Übernachtung in einer Pilgerherberge sollten Sie einen leichten Schlafsack mitnehmen. Vermeiden Sie in der Hochsaison, von Juni bis September, das Wandern auf den letzten 100 km vor Santiago de Compostela. In dieser Zeit müssen Sie mit sehr vielen Pilgern rechnen.

Wenn Sie vor ihrer eigenen Haustür starten, so müssen Sie mit mehreren Monaten Wanderzeit rechnen. Bis Santiago de Compostela sind es von Berlin etwa 3000 km. Das sind etwa 120 Tagesetappen, bei 25 km Wanderstrecke pro Tag. Es bietet sich an die Strecke per Rad zurückzulegen. Dann sind es nur 30 Tage Fahrzeit bei 100 km Fahrstrecke pro Tag. Mit dem Rad ist es einfacher ein kleines Zelt zusätzlich zu transportieren. Damit sind Sie etwas flexibler, was die Übernachtung betrifft.

Es gibt verschieden Möglichkeiten um nach Santiago de Compostela zu gelangen. Sie können von Süden über Portugal kommen oder aus Richtung Frankreich über die Berge oder von Norden an der Küste entlang. Sie können laufen, Rad fahren oder reiten um die Pilgerurkunde zu bekommen. Wenn Sie Wandern, so müssen Sie mindestens 100 km vor Santiago de Compostela starten. Als Radfahrer müssen Sie mindestens 200 km vor Santiago de Compostela starten um eine Pilgerurkunde zu erhalten.

Besorgen Sie sich mindestens einen Monat vor Reiseantritt einen Pilgerausweis per Post unter **http://sjb-trier.de/unsere-hilfe-fuer-die-pilger/pilgerausweise/per-post/**

http://www.jakobus-info.de/jakobuspilger/ausweis.htm

Es gibt in Spanien Pilgerherbergen, welche einen Pilgerausweis ausstellen. Der Pilgerausweis ermöglicht Ihnen preiswert in den Pilgerherbergen zu übernachten. Gleichzeitig ist er der Beleg, dass Sie die Strecke zurückgelegt haben. Dazu müssen Sie den Pilgerausweis in den Herbergen, Kirchen oder Gasthäusern abstempeln.

Weitere Informationen finden Sie unter:

http://jakobswege-europa.de/

http://www.jakobus-info.de

http://sjb-trier.de

http://www.jakobus-info.de/compostela/94.htm

www.xacobeo.es

www.archicompostela.org

www.jacobeo.net

www.mundicamino.com

www.caminosantiago.com

www.caminosantiago.org

www.amigosdelcamino.com

www.santiago-compostela.net

http://cvc.cervantes.es/actcult/camino_santiago

www.crtvg.es

www.mcu.es

www.bibliotecajacobea.org

www.ultreia.info

www.caminoacaballo.com

www.guiarte.com/caminosantiago

www.elcaminoacaballo.com

www.interam.com/camino/index.htm

www.espritduchemin.org

www.jakobsweg.ch

Infos zum Radtransport:
http://www.jakobus-info.de/compostela/seite1.htm

Online-Landkarten

https://hiking.waymarkedtrails.org/?lat=51.177095 1747894&lon=13.8225817680359&zoom=14#route list

Literaturempfehlungen

Outdoor Band 197
Pilgern auf den Jakobswegen
ISBN: 978-3-86686-197-8

Weitere Literaturempfehlungen finden Sie unter:
http://jakobswege-europa.de/wege/
Klicken Sie auf den Ort wo Sie loslaufen wollen.
Dann geht ein neues Fenster auf. Klicken Sie auf den
Link "Pilgerführer". Als Ergebnis geht wieder ein
neues Fenster auf. Darin finden Sie die aktuell
verfügbare Literatur zum jeweils ausgewählten
Jakobsweg.

Apps

Für sehr populäre Wege gibt es Programme für das Smartphone, welche dem Reisenden auf der Tour unterstützen. Suchen Sie im App-Store einfach nach ihrem gewünschtem Weg. Für den Jakobsweg finden Sie einige interessante Programme.

Camino Francés

Der Camino Francés ist der klassische Jakobsweg, welcher von den Pyrenäen durch Nordspanien nach Santiago de Compostela führt. Der Weg gehört zum UNESCO-Welterbe und entspricht dem spanischen Fernwanderweg GR-65 und gehört ebenfalls zum Europäischen Fernwanderweg E3.

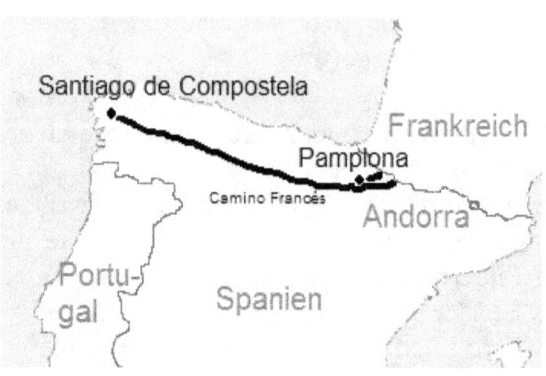

Der Weg in Spanien ist knapp 800 Kilometern. Wenn Sie den Weg per Rad zu bewältigen, dann benötigen Sie bei 100 km pro Tag 8 Tage.

Planen Sie mindestens 14 Tage für die gesamte Tour. Einen Radreiseführer mit genauem Wegverlauf bekommen Sie bei bikeline (siehe Literaturempfehlungen).

Pamplona ist ein mit öffentlichen Verkehrsmitteln gut zu erreichender Startpunkt und besitzt einen internationalen Flughafen. Von Pamplona sind es 713 km bis Santiago de Compostela.

Der Weg kommt von Frankreich und hat in Deutschland, Österreich, der Schweiz und vielen anderen Ländern unzählige Zubringer.
Sie können also auch zu Hause starten und laufen oder fahren über mehrerer Jahre verteilt langsam Richtung Santiago de Compostela.

Die Infrastruktur ist außergewöhnlich gut. Sie finden eine gute Wegmarkierung und viele Übernachtungsmöglichkeiten. In der Hauptsaison, von Juni bis September, müssen Sie besonders in Spanien mit vielen Mitmenschen rechnen, welche ebenfalls diesen Weg gehen.

Links

http://www.jakobus-info.de

http://de.wikipedia.org/wiki/Camino_Frances

https://de.wikivoyage.org/wiki/Camino_Franc%C3%A9s

www.caminosantiagoburgos.com

http://www.redalberguessantiago.com

http://www.aucoeurduchemin.org

http://www.ibermutuamur.es/camino_santiago/inicio/inicial.htm

http://www.infocamino.com

http://www.campus-stellae.org

http://www.alberguesanmiguel.com

http://www.decuencaasantiago.org/index.php

http://www.layte.com

http://www.ourcamino.com

http://www.goxploring.com/camino

http://www.caminosantiago.com

http://www.caminoguides.com/index.html

http://www.turismocastillayleon.com/cm/xacobeo

http://www.chemins-compostelle.com

http://www.csjofsa.za.org

http://www.caminosantiagocompostela.com

Nebenwege

http://www.jakobus-info.de/ultreia/nebenwege.htm

Online-Landkarten

https://hiking.waymarkedtrails.org/#route?id=216 3573

Literaturempfehlungen

Bikeline Radtourenführer
Jakobs-Radweg
Von den Pyrenäen nach Santiago de Compostela
Verlag: Esterbauer
ISBN: 978-3-85000-455-8
http://www.esterbauer.com/db_detail.php?buecher_code=JAKOB

Hikeline Wanderführer
Jakobsweg Spanien
Verlag: Esterbauer
ISBN: 978-3-85000-509-8
http://www.esterbauer.com/db_detail.php?buecher_code=WF-JAKOB

Videos

Rando Vélo Paris - Montargis (Eurovélo 3)
https://www.youtube.com/watch?v=GQYhHTFzJQ4

Giorno 0 # L'inizio del viaggio
**https://www.youtube.com/watch?v=pTcZ8TUSm
mo&list=PLFAPvpysm2s0JendpofczpSfMP6PH0t
C1**

Giorno 1 # Saint Jean Pied de Port - Pamplona
**https://www.youtube.com/watch?v=26TPpjosLFU
&index=2&list=PLFAPvpysm2s0JendpofczpSfMP
6PH0tC1**

Giorno 2 # Pamplona - Los Arcos
**https://www.youtube.com/watch?v=CuRWa6IlkZ
w&index=3&list=PLFAPvpysm2s0JendpofczpSf
MP6PH0tC1**

...

Giorno 10 # Palas de Rei - Santiago de Compostela
**https://www.youtube.com/watch?v=oDcrp5DhurU
&list=PLFAPvpysm2s0JendpofczpSfMP6PH0tC1
&index=11**

Giorno 11 # Santiago de Compostela - Finisterre
**https://www.youtube.com/watch?v=3jgfgWh431o
&index=12&list=PLFAPvpysm2s0JendpofczpSfM
P6PH0tC1**

Camino de la Costa

Der Weg an der spanischen Nordküste, der Camino de la Costa oder auch Camino del Norte, stellt eine interessante Alternative zum Hauptweg, dem Camino Francés, dar. Von Donostia-San Sebastián sind es 787 km bis Santiago de Compostela. Der Weg ist nicht so stark frequentiert wie der Hauptweg und damit besonders in der Hauptsaison von Juni bis September eine sinnvolle Alternative. Das Gleiche gilt für die Zubringerwege aus Frankreich. In Arzúa trifft der Camino de la Costa auf den Hauptweg Camino Francés. Beide Wege verlaufen auf den letzten 40 km gemeinsam nach Santiago de Compostela.

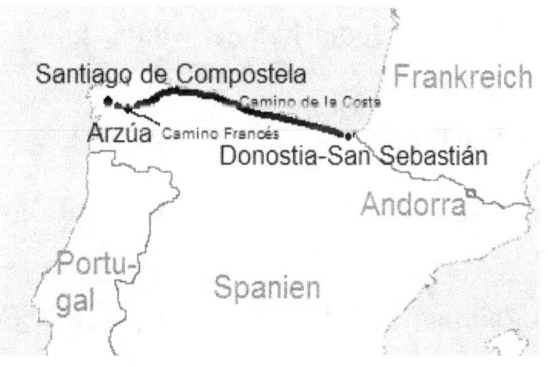

Links

www.caminosnorte.org

www.caminosantiagoastur.com

http://lesgibons.free.fr/ultreia/Espagne/Sevilla_Sa
ntiago

http://kellycrull.com/podcasts/el_camino_de_santi
ag

http://www.decuencaasantiago.org/index.php

http://www.incammino.net/index.html

http://www.peregrino.pwp.blueyonder.co.uk/cami
no/index.html

http://www.followthecamino.com

https://de.wikipedia.org/wiki/Camino_de_la_Costa

https://www.outdoorseiten.net/wiki/Camino_de_la
_Costa

Online-Landkarten

https://hiking.waymarkedtrails.org/#route?id=111
6809

https://hiking.waymarkedtrails.org/#route?id=360
167

https://hiking.waymarkedtrails.org/#route?id=220
1058

https://hiking.waymarkedtrails.org/#route?id=155
4697

Videos

Camino del Norte 2013, Irun to Fisterra on bikes
https://www.youtube.com/watch?v=o6kJfaQQQ88

Camino de Santiago en bici 2017 (Camino del norte)
- The way of St James on bike 2017 (Northern way)
https://www.youtube.com/watch?v=0Rg3vpnzmw8

Caminho Portugues

Der Caminho Portugues führt von Lissabon über
Porto nach Santiago de Compostela und ist etwa
620 km lang. Es ist eine empfehlenswerte Variante,
wenn Sie im Winter pilgern wollen. Dieser Weg ist
nicht so stark überlaufen wie der Hauptweg, der
Camino Francés, und wird deshalb von Insidern
empfohlen. Pilgerherbergen gibt es in Portugal selten.
Die Infrastruktur ist wesentlich lückenhafter als auf
dem Hauptweg.

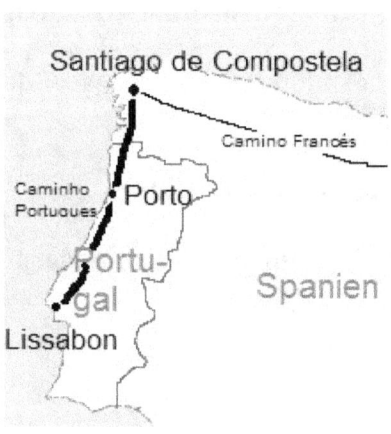

Es gibt auch in Portugal viele Varianten des Jakobsweges. Eine Route, der Caminho Portugues da Costa, führt beispielsweise ab Porto ein Stück an der Küste entlang um sich nach 130 km wieder mit dem Caminho Portugues zu vereinigen.

Links

http://www.caminho-portugues.de/einfuehrung.htm

www.caminho-portugues.de

https://de.wikipedia.org/wiki/Caminho_Portugu%C3%AAs

http://www.jakobsweg.de/caminho-portugues/

http://www.fernwege.de/portugal/camino-portugues/etappen/

http://www.caminhoportuguesdesantiago.com

http://www.caminoportugal.blogspot.de

http://www.jakobus-info.de/unser_weg/camino7.htm

https://de.wikipedia.org/wiki/Wandern_in_Portugal

Online-Landkarten

https://hiking.waymarkedtrails.org/#route?id=385 135

Küstentour:
https://hiking.waymarkedtrails.org/#route?id=610 0606

<u>Videos</u>

PEDALEI O CAMINHO DE SANTIAGO
PORTUGUÊS - PARTE 1/3
https://www.youtube.com/watch?v=Bj9YO4ITvh M

Cycling the Camino Portugues 2016
https://www.youtube.com/watch?v=vtS73ymVVE8

Via Francigena - Pilgern nach Rom

Der alte Pilgerweg Via Francigena führt von Großbritannien über Frankreich, die Schweiz nach Rom in Italien und ist etwa 3000 km lang. Die Gebeine der Apostel Petrus und Paulus machen die Stadt Rom zum Wallfahrtsort. Von Rom führt die Via Francigena weiter in den Süden Italiens und von dort per Fähre nach Jerusalem.

Die touristische Infrastruktur ist im entstehen und nicht zu vergleichen mit der auf dem Jakobsweg. Es wird aber jedes Jahr an der Verbesserung der Unterkünfte und der Wegmarkierung gearbeitet.

Auf Grund der christlichen Feierlichkeiten ist es interessant zu Ostern oder Weihnachten in Rom anzukommen.

Wenn Sie vor ihrer eigenen Haustür starten, so müssen Sie mit 2 Monaten Wanderzeit rechnen. Bis Rom sind es von Berlin etwa 1500 km. Das sind etwa 60 Tagesetappen, bei 25 km Wanderstrecke pro Tag. Es bietet sich an die Strecke per Rad zurückzulegen. Dann sind es nur 15 Tage Fahrzeit bei 100 km Fahrstrecke pro Tag. Mit Ruhetagen und den Alpen ist die Strecke mit dem Rad in etwa 20 Tagen zu schaffen. Mit dem Rad ist es auch einfacher ein kleines Zelt zusätzlich zu transportieren. Damit sind Sie etwas flexibler, was die Übernachtung betrifft.

Wenn Sie Wandern, so müssen Sie mindestens 150 km vor Rom starten um eine Pilgerurkunde zu bekommen. Als Radfahrer müssen Sie mindestens 400 km vor Rom starten.

Besorgen Sie sich mindestens einen Monat vor Reiseantritt einen Pilgerausweis per Post unter **http://sjb-trier.de/unsere-hilfe-fuer-die-pilger/pilgerausweise/per-post/**

Der Pilgerausweis ermöglicht Ihnen preiswert in den Pilgerherbergen zu übernachten. Gleichzeitig ist er der Beleg, dass Sie die Strecke zurückgelegt haben. Dazu müssen Sie den Pilgerausweis in den Herbergen, Kirchen oder Gasthäusern abstempeln.

Der Radweg EuroVelo 5 (Via Romea Francigena) führt von London über Canterbury, Calais, Brüssel, Luxemburg, Straßburg, Basel, Luzern, Mailand, Parma, Florenz, Siena nach Rom und von dort weiter nach Brindisi. Die Länge beträgt·3900 km.

Die Pilgerurkunde erhalten die Pilger im Pilgerbüro im Rom am Petersplatz. Dazu ist der Pilgerpass mit den Stempeln vorzuweisen. Zur Not können Sie die Pilgerurkunde auch nachträglich per Post beantragen. Dazu müssen Sie einen Brief an:

Fabbrica di San Pietro
00120 Città del Vaticano

senden. Stecken Sie in den Brief folgenden Unterlagen:
- Kopie des Personalausweises,

- Kopie des Pilgerpasses mit den auf der Pilgerfahrt erhaltenen Stempeln,
- ihre Postanschrift,
- ihr Geburtsdatum,
- Startort der Pilgerreise,
- Abreise- und Ankunftsdatum,
- zu Fuß oder mit dem Fahrrad zurückgelegt,
- Motivation (nicht sportlicher Art schreiben!),
- unterstützt von St. Jakobusbruderschaft Trier - die Organisation, die Ihnen den Ausweis ausgestellt hat.

Links

http://www.viefrancigene.org/de/

http://via-francigena.com/

http://www.eurovia.tv/weginformationen-des-pilgerwegs-via-francigena.html

https://de.wikipedia.org/wiki/Via_Francigena

Online-Landkarten

https://hiking.waymarkedtrails.org/#route?id=371559

http://www.wanderland.ch/de/routen/route-070.html

Videos

(1) Radtour, EuroVelo 5: Saar-Kanal (Canal de la Sarre) von Sarreguemines bis Mittersheim
https://www.youtube.com/watch?v=PocHeECddAE&list=PLW-K_ZIXfZ8qTHXBYKLkJYPNfJO0FIkMR

(2) Radtour, EuroVelo 5: Saar-Kanal (Canal de la Sarre) von Mittersheim bis Gondrexange
https://www.youtube.com/watch?v=Y6FheGztmiQ&index=2&list=PLW-K_ZIXfZ8qTHXBYKLkJYPNfJO0FIkMR
...
(11) Radtour EuroVelo 5 von Mulhouse nach Basel
https://www.youtube.com/watch?v=az_Cy8vVY5A&list=PLW-K_ZIXfZ8qTHXBYKLkJYPNfJO0FIkMR&index=11

EUROVELO 5 alto Ticino
https://www.youtube.com/watch?v=zSMRmc-XSi8

Pilgerwege in Deutschland

Es gibt in jedem europäischen Land Zubringerwege zum Jakobsweg, wobei es nicht den einen Jakobsweg gibt. Durch nahezu jede Region Europas führt irgendein Jakobsweg, welcher mit dem Muschelsymbol gekennzeichnet ist.

Suchen Sie unter:
https://hiking.waymarkedtrails.org
nach ihrem Wohnort. Vergrößern Sie den Kartenausschnitt solange bis Sie ein Muschelsymbol für einen Jakobsweg entdecken. Lassen Sie sich die Routen im Kartenausschnitt anzeigen. Klicken Sie auf den Jakobsweg. Nun wird der ausgewählte Weg auf der Karte markiert und eventuell auf eine Webseite mit näheren Informationen zum Weg verwiesen. Auf diese Weise finden Sie am schnellsten den günstigsten Weg von ihrem Wohnort nach Santiago de Compostela.

Der Vorteil der deutschen Jakobswege liegt in der sehr guten Infrastruktur und der geringen Frequenz der Pilgerer. Überfüllte Pilgerherbergen, wie in Spanien, werden Sie in Deutschland kaum finden.

Links

http://www.wanderkompass.de/Deutschland/pilger wege-deutschland.html

http://jakobswege-europa.de/

http://www.deutsche-jakobswege.de/

Via Imperii

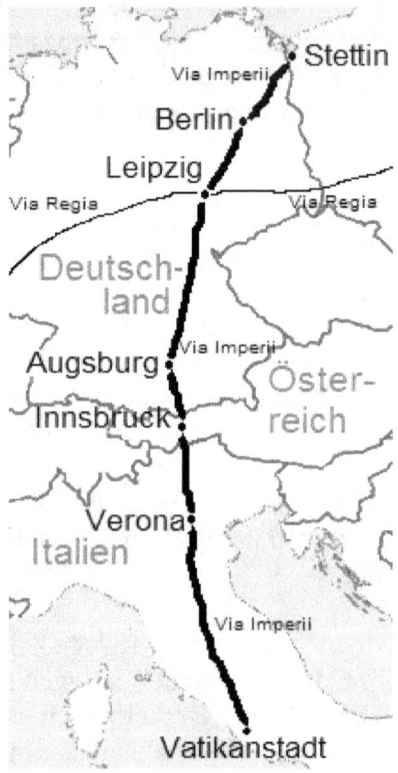

Die Via Imperii, eine alte Fernhandelsstraße, verläuft von der Ostsee nach Rom. Sie durchquert Deutschland in Nord-Süd-Richtung.

Von Stettin in Polen geht es über Berlin nach Leipzig. Hier treffen sich die alten Handelsstraßen Via Regia und Via Imperii. Von Leipzig geht es über Augsburg, Innsbruck, den Brennerpass, Verona nach Rom zur Vatikanstadt.

Die alten Handelsstraßen haben sich heute zur Autobahn oder Bundesstraße weiterentwickelt. Das sind nicht unbedingt Wege zum Radfahren oder Wandern. So ist das Rad- und Wanderwegenetz heute noch nicht überall lückenlos vorhanden. Aber die Markierungsarbeiten sind im Gang. Viele Wegabschnitte sind sehr gut ausgebaut. Hier finden Sie eine gute Markierung und genügend Pilgerherbergen.

Links

http://www.wandern.de/specials/jakobsweg/via-imperii.html

http://www.jakobsweg-viaimperii.de/

http://www.deutsche-jakobswege.de/via-imperii.html

https://de.wikipedia.org/wiki/Via_Imperii

http://www.evangelische-kirchgemeinde-altenburg.de/cms/front_content.php?idcat=60

<u>Online-Landkarten</u>

**https://hiking.waymarkedtrails.org/#route?id=212
1670**

<u>Literaturempfehlungen</u>

Via Imperii
Jakobsweg Leipzig - Hof - Nürnberg
Verlag: Vier Türme GmbH
ISBN: 9783736500426

<u>Videos</u>

Mountainbike-tour in Anhalt-Dessau-Wittenberg:
Jakobsweg: Via Imperii von Kropstädt nach Leipzig
**https://www.youtube.com/watch?v=N-
LnSVArKg4**

Via Regia

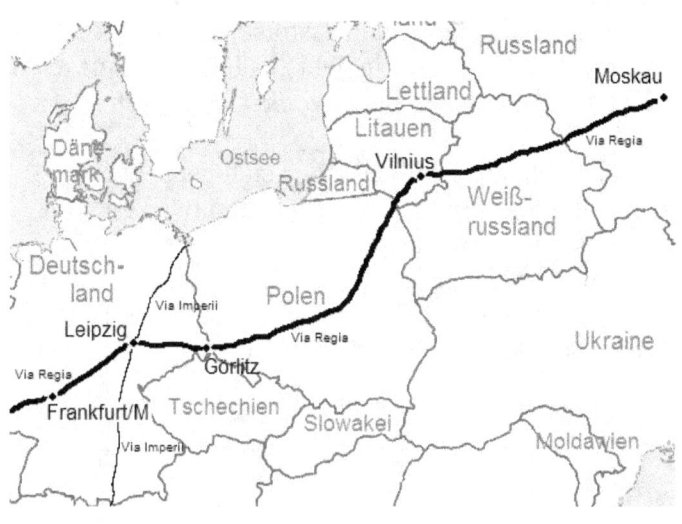

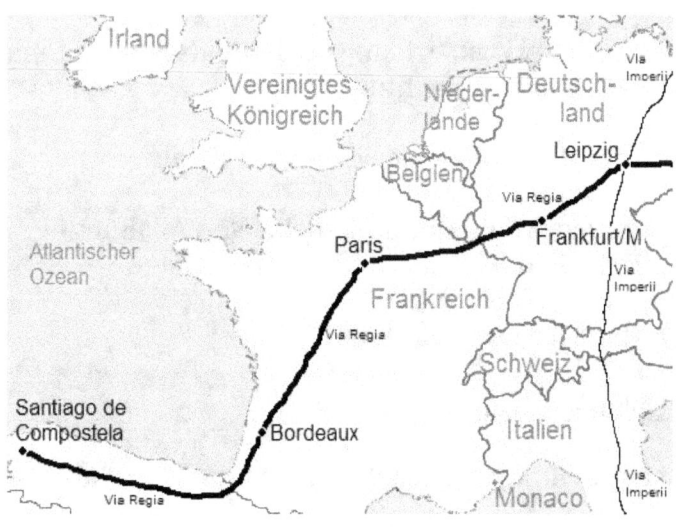

Die Via Regia, eine alte Handelsstraße, verläuft von Moskau über Vilnius, Görlitz nach Leipzig. Hier treffen sich die alten Handelsstraßen Via Regia und Via Imperii. Von Leipzig geht es über Frankfurt/M, Paris, Bordeaux nach Santiago de Compostela.

Die alten Handelsstraßen haben sich heute zur Autobahn oder Bundesstraße weiterentwickelt. Gut ausgebaut ist zum Beispiel der Ökumenische Pilgerweg, welcher von Görlitz nach Vacha verläuft, 466 km lang und in 22 Etappen eingeteilt ist. Der Weg ist an der mittelalterlichen Via Regia angelehnt.

Links

http://www.via-regia.org/

www.oekumenischer-pilgerweg.de

http://www.wanderkompass.de/Deutschland/okumenischer-pilgerweg.html

https://de.wikipedia.org/wiki/Via_Regia

http://www.fahrradbibliothek.de/pdf/planung-pilgerweg.pdf

http://geo.viaregia.org/pub/

Online-Landkarten

https://hiking.waymarkedtrails.org/#route?id=76411

https://hiking.waymarkedtrails.org/#route?id=764
17

https://hiking.waymarkedtrails.org/#route?id=764
18

https://hiking.waymarkedtrails.org/#route?id=764
19

https://hiking.waymarkedtrails.org/#route?id=731
83

Literaturempfehlungen

Ökumenischer Pilgerweg
Görlitz-Vacha Teil 1
Görlitz - Leipzig
Maßstab: 1 : 50 000
ISBN: 9783895911521

Ökumenischer Pilgerweg
Görlitz-Vacha Teil 2
Leipzig-Vacha
Maßstab: 1 : 50 000
ISBN: 978-3-89591-153-8

Outdoor-Handbuch Bd.288
Via Regia
Verlag: Stein
ISBN: 9783866863163

<u>Videos</u>

Mit dem Fahrrad entlang der VIA REGIA durch
Erfurt
https://www.youtube.com/watch?v=2oII3A1ST4E

Die VIA REGIA als Kriegs-und Heeresweg
https://www.youtube.com/watch?v=Z5465ocW24A

Länderinformationen

Im folgenden finden Sie Länderinformationen zu
einigen interessanten Reiseländern.

Wichtige Informationen zur Einreise, den
Zollbestimmungen, zur Sicherheit,... zu nahezu allen
Ländern der Welt finden Sie unter:
http://www.auswaertiges-amt.de

Die wichtigsten Sehenswürdigkeiten eines Gebietes
finden Sie meist in der UNESCO-Welterbe-Liste.
Die Liste finden Sie unter:
http://whc.unesco.org/

Für die Tourenplanung bieten sich folgende Online-
Karten an:

https://de.mapy.cz/
(unter Planung Start, Ziel, Fortbewegungsmittel (Rad,
PKW, Wandern, Kanu,...) eingeben, gute
Routenvorschläge mit Höhenprofil, Routendetails,...)

https://www.google.de/maps
(gute Anzeige von Sehenswürdigkeiten,
Übernachtungsmöglichkeiten, und Fotos zum
gesuchten Ort)

Belgien

Die meisten Touristen kommen zum Badeurlaub an
die Nordseeküste. Belgien ist etwas bergiger als die
benachbarte Niederlande. Die Ardennen, im
Südosten, sind ein Mittelgebirge mit Höhen bis 694 m
ü. NHN. An der Nordseeküste, im Nordwesten, sind
keine großen Steigungen zu bewältigen. Das Klima
ist im ganzen Land stark von der Nordsee beeinflusst.
Für Radreisende, Wanderer oder Wassersportler
bieten sich vielfältige Möglichkeiten im Land.

Belgien ist sprachlich in den
niederländischsprachigen (flämischen) Norden, den
französischsprachigen (wallonischen) Süden und den
deutschsprachige Osten gegliedert.

Sehr schöne Reiseziele

- Ardennen mit Hohem Venn,
- Nationalpark Hoge Kempen,
- Nordseeküste

Sehenswerte Orte

- Antwerpen,
- Brügge,

- Brüssel - Hauptstadt,
- Charleroi,
- Dinant,
- Eupen,
- Gent,
- Lüttich,
- Mons,
- Namur,
- Ostende

Links

Tourismusvereine
www.visitflanders.com (Flandern, Brüssel)

www.belgien-tourismus.de (Wallonie, Brüssel)

www.toerismelimburg.be (Limburg)

www.vlaamsbrabant.be (Vlaams-Brabant)

www.tpa.be (Antwerpen)

www.tov.be (Oost-Vlaanderen)

Reiseinfos Auswärtiges Amt
http://www.auswaertiges-amt.de/DE/Aussenpolitik/Laender/Laenderinfos/0 1-Laender/Belgien.html

Weitere Infos finden Sie unter:
http://www.belgieninfo.net/

http://www.rlkm.be/de/hoge-kempen

http://www.lexas.de/europa/belgien/index.aspx

https://de.wikipedia.org/wiki/Belgien

https://de.wikivoyage.org/wiki/Belgien

https://de.wikipedia.org/wiki/Liste_des_UNESCO-Welterbes_(Europa)#B

Rad-Infos

Das Radwegnetz ist gut ausgebaut. Im Nordosten gibt es, wie in den benachbarten Niederlanden, ein Netz von Knotenpunkten mit sehr gut ausgeschilderten Radrouten.

Fahrradclub
www.fietsersbond.be

http://www.adfc.de/adfc-reisenplus/ausland/europa-infos/belgien/landeskunde-fuer-radler

www.radflandern.com/limburg

www.eastbelgium.com/de

www.fietsnet.be

Wander-Infos

In Belgien gibt es einige sehr interessante
Weitwanderwege. Diese Grande Randonnée oder GR
mit Nummer durchziehen das gesamte Staatsgebiet.
Es gibt den GR1 bis GR565, wobei es Lücken in der
Nummerierung gibt. Eine Übersicht über dieses
Wegenetz finden Sie unter:
http://www.groteroutepaden.be/de

Literaturempfehlungen

Baedeker Reiseführer
Belgien
Verlag: Baedeker
ISBN: 9783829713474
http://www.baedeker.com/

Topographische Karten im Maßstab 1:10 000,
1:20 000, 1:25 000, 1:50 000, 1:100 000 und
1:250 000. werden vom
NATIONALGEOGRAPHISCHES INSTITUT
herausgegeben.
http://www.ngi.be

Videos

Suchen Sie unter
https://www.youtube.com/
nach Doku Belgien und dann den Namen der für Sie
interessanten Region

[Doku] Belgien zwischen Himmel und Erde (1) Im Flachland [HD]
https://www.youtube.com/watch?v=2DZ3hCS_0u0

[Doku] Belgien zwischen Himmel und Erde (2) In Mittelbelgien [HD]
https://www.youtube.com/watch?v=7xM0S6nWap w

Dänemark

Dänemark ist zwar flach, aber bergiger als vielfach angenommen, und besteht aus vielen Inseln. Die höchste Erhebung Dänemarks, der Møllehøj, ist 171 m ü. NHN hoch. Das Klima ist stark von der Nordsee beeinflusst. Die meisten Touristen kommen zum Badeurlaub an die Küste. Für Radreisende oder Wassersportler bieten sich vielfältige Möglichkeiten im Land.

Sehr schöne Reiseziele

- Nationalpark Thy,
- Nationalpark Mols Bjerge,
- Nationalpark Vadehavet - Wattenmeer,
- Küste - Wassersport, Baden

Sehenswerte Orte

- Kopenhagen - Hauptstadt,
- Aarhus,
- Aalborg,
- Odense,

- Helsingør mit Schloss Kronborg,
- Roskilde mit Dom,
- Jelling mit Runensteinen, Grabhügel und Kirche,
- Christiansfeld - Herrnhuter Brüdergemeinde

Links

Tourismusverein
www.visitdenmark.com

Reiseinfos Auswärtiges Amt
http://www.auswaertiges-amt.de/DE/Laenderinformationen/00-SiHi/DaenemarkSicherheit.html

Weitere Infos finden Sie unter:
http://denmark.dk/de

http://www.visitdenmark.de

http://de.nationalparkthy.dk/

http://de.nationalparkvadehavet.dk/

http://de.nationalparkmolsbjerge.dk/

http://www.lexas.de/europa/daenemark/index.aspx

https://de.wikipedia.org/wiki/D%C3%A4nemark

https://de.wikivoyage.org/wiki/D%C3%A4nemark

https://de.wikipedia.org/wiki/Liste_des_UNESCO-Welterbes_(Europa)#D

Rad-Infos

Dänemark besitzt eine sehr gute Radinfrastruktur. Es gibt nationale durchnummerierte Radfernwege (cykelrute) und sehr viele regionale Radwege (amtscykelrute). Die ungeraden Nummern der nationalen Radfernwege führen in Nord-Süd-Richtung und die geraden Nummern in Ost-West-Richtung.
Die Benutzung der Brücken über den Storebælt und Øresund ist für Radfahrer nicht möglich. Nutzen Sie hier die Bahn.

Direktes Linksabbiegen an Kreuzungen ist für Radfahrer verboten! Fahren Sie geradeaus über die Kreuzung, halten rechts an und überqueren die Fahrbahn erst dann nach links.

http://www.adfc.de/adfc-reisenplus/ausland/europa-infos/daenemark/landeskunde-fuer-radler

Fahrradclub
www.dcf.dk

Literaturempfehlungen

Baedeker Reiseführer
Dänemark
Verlag: Baedeker
ISBN: 9783829713580
http://www.baedeker.com/

amtliche topografische Karte
Danmark
Maßstab: 1:100.000
33 Karten
Kort- og Matrikelstyrelsen, København
Der Bezug der Landkarten ist möglich über:
http://www.geobuchhandlung.de/

Videos

Suchen Sie unter
https://www.youtube.com/
nach Doku Dänemark und dann den Namen der für
Sie interessanten Region

[Doku] Bilderbuch - Dänemark zwischen Flensburg
und Hadersleben [HD]
https://www.youtube.com/watch?v=9R9bJlUGdlc

Die dänische Nordseeküste: Ein Dünenparadies?
[Doku 2017 HD]
**https://www.youtube.com/watch?v=2swyGSxcGO
U**

Deutschland

In Deutschland finden Sie vom Hochgebirge im
Süden über Mittelgebirge bis zum Flachland im
Norden alle Landschaftsformen.

Sehr schöne Reiseziele

- Alpen mit Alpenvorland,

- Bayerischer Wald,
- Eifel,
- Erzgebirge/Vogtland,
- Harz,
- Hunsrück,
- Oberlausitzer Bergland,
- Rhön,
- Rothaargebirge,
- Sächsische Schweiz,
- Schwäbische Alb,
- Schwarzwald,
- Teutoburger Wald,
- Thüringer Wald,
- Weserbergland,
- Westerwald

In Deutschland gibt es sehr unterschiedliche Nationalparks. Sehr gut zum Radfahren und Wandern geeignet sind die folgenden Nationalparks:

- Nationalpark Jasmund,
- Nationalpark Müritz,
- Nationalpark Sächsische Schweiz,
- Nationalpark Hainich,
- Nationalpark Eifel,
- Nationalpark Kellerwald-Edersee,
- Nationalpark Harz,
- Nationalpark Unteres Odertal,
- Nationalpark Schwarzwald,
- Nationalpark Hunsrück-Hochwald,
- Nationalpark Bayerischer Wald,
- Nationalpark Berchtesgaden

Sehenswerte Orte

- Aachen - Altstadt, Dom (UNESCO-Welterbe),
- Altenburg - Altstadt, Schloss, Spielkartenmuseum,
- Augsburg - Altstadt,
- Bamberg - Altstadt (UNESCO-Welterbe),
- Berlin - Hauptstadt, Dom, Brandenburger Tor,
  Museumsinsel (UNESCO-Welterbe),
- Bonn - ehemalige Hauptstadt, Schloss, Godesburg,
- Birnau - Wallfahrtskirche,
- Braunschweig - Altstadt, Dom, Schloss,
- Bremerhaven - interessante Museen,
- Bisingen - Burg Hohenzollern,
- Celle - Altstadt, Schloss,
- Creglingen - Altstadt,
- Darmstadt- Altstadt, Schloss,
- Dessau-Roßlau - Bauhaus, Wörlitzer Park
- Dresden - Zwinger, Frauenkirche, Semperoper,
  Schloss,
- Düsseldorf - Altstadt,
- Eisenach - Wartburg (UNESCO-Welterbe),
- Erfurt - Altstadt,
- Federsee - Moorgebiet,
- Frankfurt am Main - Stadtbild,
- Freiburg - Altstadt,
- Gotha - Altstadt, Schloss Friedenstein,
- Görlitz - Altstadt,
- Goslar - Altstadt (UNESCO-Welterbe),
- Gotha - Altstadt, Schloss Friedenstein,
- Hamburg - Altstadt, Speicherstadt, Hafen
- Heidelberg - Altstadt mit Schloss,
- Hildesheim - Altstadt, Dom,
- Holzmaden - Urwelt-Museum Hauff - Fossilien,
- Hohenschwangau - Schloss Neuschwanstein,
- Höxter - Kloster Corvey (UNESCO-Welterbe),

- Idar-Oberstein,
- Karlsruhe - Altstadt,
- Kassel - Altstadt,
- Köln - Altstadt mit dem Dom,
- Leipzig - Altstadt,
- Lübeck - Altstadt (UNESCO-Welterbe),
- Ludwigsburg - Residenzschloss,
- Ludwigslust - Barockschloss,
- Mainz - Altstadt, Kathedrale,
- Mainau - Blumeninsel,
- Maulbronn - Zisterzienserkloster
  (UNESCO-Welterbe),
- Mecklenburger Seenplatte (Wassersport-Paradies),
- Meißen - Altstadt, Burg,
- München - Altstadt, Deutsches Museum,
- Naumburg - Dom,
- Neuss - Altstadt,
- Nürnberg - Altstadt,
- Oldenburg - Altstadt,
- Potsdam - - Altstadt, Schloss Sanssouci,
- Quedlinburg - Altstadt (UNESCO-Welterbe),
- Regensburg - Altstadt (UNESCO-Welterbe),
- Rothenburg ob der Tauber - Altstadt,
- Rüdesheim am Rhein - Altstadt,
- Schwäbisch Hall - Altstadt,
- Schwerin - Altstadt, Schloss,
- Speyer - Altstadt, Dom,
- Steingaden - Wallfahrtskirche auf der Wies
  (UNESCO-Welterbe),
- Stralsund - Altstadt (UNESCO-Welterbe),
- Stuttgart - Altstadt,
- Trier - Altstadt, Römerbauwerke,
- Ulm - Altstadt, Münster,
- Weimar - Altstadt (UNESCO-Welterbe),
- Wienhausen - Zisterzienserkloster,

- Wolfenbüttel - Altstadt, Schloss,
- Wismar - Altstadt,
- Wittenberg - Altstadt, Lutherstadt,
- Würzburg - Altstadt, Residenz mit Hofgarten und
  Residenzplatz (UNESCO-Weltkulturerbe)
- Wuppertal - Altstadt

Links

Reiseinfos vom Bundesministerium für Europa,
Integration und Äußeres Österreich:
**https://www.bmeia.gv.at/reise-
aufenthalt/reiseinformation/land/deutschland/**

Weitere Infos finden Sie unter:
https://www.deutschland.de/de

http://www.germany.travel/de/index.html

http://www.deutschertourismusverband.de/

**https://de.wikipedia.org/wiki/Nationalparks_in_De
utschland**

**http://www.lexas.de/europa/deutschland/index.asp
x**

https://de.wikivoyage.org/wiki/Deutschland

**https://de.wikivoyage.org/wiki/Deutsche_Frienge
biete**

https://de.wikipedia.org/wiki/Deutschland

https://de.wikipedia.org/wiki/Liste_des_UNESCO-Welterbes_(Europa)#D

https://www.outdoorseiten.net

http://www.bewaehrungsprobe.de/

Tourismusvereine

http://www.deutschertourismusverband.de/

Gute und kostenlose Informationen können Sie auch über die Tourismusvereine der einzelnen Regionen bekommen. Für Deutschland gibt es folgende Tourismuszentralen:

Baden-Württemberg
http://www.tourismus-bw.de

Bayern
http://www.bayerninfo.de/

Berlin
https://www.berlin.de/

http://www.visitberlin.de

Brandenburg
http://www.reiseland-brandenburg.de/

Bremen
http://www.bremen-tourismus.de/

http://www.bremen.de/

Hamburg
http://www.hamburg-tourism.de/

Hessen
http://www.hessen-tourismus.de/

Mecklenburg-Vorpommern
http://www.mecklenburg-vorpommern.de/

Niedersachsen
http://www.tourismusverband-niedersachsen.de/

Nordrhein-Westfalen
http://www.nrw-tourismus.de/

Rheinland-Pfalz
http://rlp.tourismusnetzwerk.info/

http://www.gastlandschaften.de/

Saarland
https://www.urlaub.saarland/

Sachsen
http://www.sachsen-tourismus.de/

Sachsen-Anhalt
http://www.sachsen-anhalt-tourismus.de/

Schleswig-Holstein
http://www.sh-tourismus.de/

Thüringen
https://www.thueringen-entdecken.de

http://www.thueringen.info/tourismus.html

https://thueringen.tourismusnetzwerk.info/

Rad-Infos

Deutschland bietet eine gute Radinfrastruktur. Diese ist im Westen etwas besser als im Osten. In den Mittelgebirgen und im Alpenraum wird es etwas hügelig. Der Norden ist sehr flach. Entlang der Flüsse befinden sich die Haupt-Radwege im Land. Diese sind sehr gut ausgeschildert. Die Radinfrastruktur ist hier meist sehr gut. An der Küste können Sie ebenso mit einer guten Radinfrastruktur rechnen. In Land finden Sie EuroVelo und D-Radwege. Diese verlaufen meist auf bestehenden Radwegen und sind nicht durchgängig einheitlich ausgeschildert. In größeren Städten ist die Ausschilderung der Radwege oft unzureichend.

http://www.adfc.de/deutschland/alle-routen/uebersicht-aller-routen-aus-deutschland-per-rad-entdecken

http://radreise-wiki.de

Fahrradclub
http://www.adfc.de

Die Radkarten des ADFC sind für Gesamt-Deutschland verfügbar. Es gibt Radkarten in verschiedenen Maßstäben. Mit den Karten ist eine gute Navigation möglich.

Sie haben eine gute Übersicht über Radwege, Sehenswürdigkeiten, Zeltplätze, Jugendherbergen,...

Einen Überblick der Karten, welche Sie kaufen können finden Sie unter:
http://www.adfc.de/karten/adfc-radtourenkarten

Der Maßstab der flächendeckend von Deutschland lieferbaren Karten von 1:150 000 ist ausreichend. Sie haben einen guten Überblick und finden den Weg. Es gibt auch Karten mit einem anderen Maßstab und mit mehr Details, allerdings nicht flächendeckend von allen Gebieten. Diese Karten eigenen sich sehr gut um eine spezielle Region genauer zu erkunden.

Folgende Radkarten sind lieferbar:

ADFC-Radtourenkarte Blatt 1
NORDFRIESLAND/SCHLESWIG
Maßstab: 1:150.000
Verlag: Bielefelder Verlag
ISBN: 978-3-87073-762-7
https://www.fahrrad-buecher-karten.de/index.php/adfc-radtourenkarten/01-nordfriesland-schleswig-radtourenkarte.html

ADFC-Radtourenkarte Blatt 2
HOLSTEIN/HAMBURG
Maßstab: 1:150.000
Verlag: Bielefelder Verlag
ISBN: 978-3-87073-713-9
https://www.fahrrad-buecher-karten.de/index.php/adfc-radtourenkarten/02-holstein-hamburg-radtourenkarte.html

ADFC-Radtourenkarte Blatt 3
OSTSEEKÜSTE/MECKLENBURG
Maßstab: 1:150.000
Verlag: Bielefelder Verlag
ISBN: 978-3-87073-725-2
https://www.fahrrad-buecher-
karten.de/index.php/adfc-radtourenkarten/03-
ostseekuste-mecklenburg-radtourenkarte.html

ADFC-Radtourenkarte Blatt 4
RÜGEN/USEDOM/VORPOMMERN
Maßstab: 1:150.000
Verlag: Bielefelder Verlag
ISBN: 978-3-87073-668-2
https://www.fahrrad-buecher-
karten.de/index.php/adfc-radtourenkarten/04-
rugen-usedom-vorpommern-radtourenkarte.html

ADFC-Radtourenkarte Blatt 5
OSTFRIESLAND/EMSLAND
Maßstab: 1:150.000
Verlag: Bielefelder Verlag
ISBN: 978-3-87073-726-9
https://www.fahrrad-buecher-
karten.de/index.php/adfc-radtourenkarten/05-
ostfriesland-emsland-radtourenkarte.html

ADFC-Radtourenkarte Blatt 6
ZWISCHEN ELBE UND WESER
Maßstab: 1:150.000
Verlag: Bielefelder Verlag
ISBN: 978-3-87073-540-0
https://www.fahrrad-buecher-
karten.de/index.php/adfc-radtourenkarten/blatt-
06-zwischen-elbe-und-weser.html

ADFC-Radtourenkarte Blatt 7
LÜNEBURGER HEIDE/HANNOVER
Maßstab: 1:150.000
Verlag: Bielefelder Verlag
ISBN: 978-3-87073-699-6
**https://www.fahrrad-buecher-
karten.de/index.php/adfc-radtourenkarten/07-
luneburger-heide-hannover-radtourenkarte.html**

ADFC-Radtourenkarte Blatt 8
HAVELLAND/MAGDEBURGER BÖRDE
Maßstab: 1:150.000
Verlag: Bielefelder Verlag
ISBN: 978-3-87073-765-8
**https://www.fahrrad-buecher-
karten.de/index.php/adfc-radtourenkarten/08-
havelland-magdeburger-borde-
radtourenkarte.html**

ADFC-Radtourenkarte Blatt 9
BRANDENBURG/SPREEWALD
Maßstab: 1:150.000
Verlag: Bielefelder Verlag
ISBN: 978-3-87073-664-4
**https://www.fahrrad-buecher-
karten.de/index.php/adfc-radtourenkarten/09-
brandenburg-spreewald-radtourenkarte.html**

ADFC-Radtourenkarte Blatt 10
MÜNSTERLAND/NIEDERRHEIN
Maßstab: 1:150.000
ISBN: 978-3-87073-669-9
**https://www.fahrrad-buecher-
karten.de/index.php/adfc-radtourenkarten/10-
munsterland-niederrhein-radtourenkarte.html**

ADFC-Radtourenkarte Blatt 11
OSTWESTFALEN/SAUERLAND
Maßstab: 1:150.000
Verlag: Bielefelder Verlag
ISBN: 978-3-87073-721-4
https://www.fahrrad-buecher-karten.de/index.php/adfc-radtourenkarten/blatt-11-ostwestfalen-sauerland.html

ADFC-Radtourenkarte Blatt 12
HARZ/LEINETAL
Maßstab: 1:150.000
Verlag: Bielefelder Verlag
ISBN: 978-3-87073-766-5
https://www.fahrrad-buecher-karten.de/index.php/adfc-radtourenkarten/blatt-12-harz-leinetal.html

ADFC-Radtourenkarte Blatt 13
Saale/Westliches Erzgebirge
Maßstab: 1:150.000
Verlag: Bielefelder Verlag
ISBN: 978-3-87073-714-6
https://www.fahrrad-buecher-karten.de/index.php/adfc-radtourenkarten/blatt-13-saale-westliches-erzgebirge.html

ADFC-Radtourenkarte Blatt 14
Lausitz/Östliches Erzgebirge
Maßstab: 1:150.000
Verlag: Bielefelder Verlag
ISBN: 978-3-87073-722-1
https://www.fahrrad-buecher-karten.de/index.php/adfc-radtourenkarten/blatt-14-lausitz-ostliches-erzgebirge.html

ADFC-Radtourenkarte Blatt 15
Rheinland/Eifel
Maßstab: 1:150.000
Verlag: Bielefelder Verlag
ISBN: 978-3-87073-723-8
**https://www.fahrrad-buecher-
karten.de/index.php/adfc-radtourenkarten/15-
rheinland-eifel-radtourenkarten.html**

ADFC-Radtourenkarte Blatt 16
Rhein/Main/Nordhessen
Maßstab: 1:150.000
Verlag: Bielefelder Verlag
ISBN: 978-3-87073-767-2
**https://www.fahrrad-buecher-
karten.de/index.php/adfc-radtourenkarten/16-
rhein-main-nordhessen-radtourenkarte.html**

ADFC-Radtourenkarte Blatt 17
THÜRINGER WALD/RHÖN
Maßstab: 1:150.000
Verlag: Bielefelder Verlag
ISBN: 978-3-87073-727-6
**https://www.fahrrad-buecher-
karten.de/index.php/adfc-radtourenkarten/blatt-
17-thuringer-wald-rhon.html**

ADFC-Radtourenkarte Blatt 18
OBERFRANKEN/VOGTLAND
Maßstab: 1:150.000
Verlag: Bielefelder Verlag
ISBN: 978-3-87073-670-5
**https://www.fahrrad-buecher-
karten.de/index.php/adfc-radtourenkarten/18-
oberfranken-vogtland-radtourenkarte.html**

ADFC-Radtourenkarte Blatt 19
MOSEL/SAARLAND
Maßstab: 1:150.000
Verlag: Bielefelder Verlag
ISBN: 978-3-87073-768-9
**https://www.fahrrad-buecher-
karten.de/index.php/adfc-radtourenkarten/19-
mosel-saarland-radtourenkarte.html**

ADFC-Radtourenkarte Blatt 20
RHEIN/NECKAR
Maßstab: 1:150.000
Verlag: Bielefelder Verlag
ISBN: 978-3-87073-728-3
**https://www.fahrrad-buecher-
karten.de/index.php/adfc-radtourenkarten/20-
rhein-neckar-radtourenkarte.html**

ADFC-Radtourenkarte Blatt 21
MAINFRANKEN/TAUBERTAL
Maßstab: 1:150.000
Verlag: Bielefelder Verlag
ISBN: 978-3-87073-715-3
**https://www.fahrrad-buecher-
karten.de/index.php/adfc-radtourenkarten/21-
mainfranken-taubertal-radtourenkarte.html**

ADFC-Radtourenkarte Blatt 22
FRÄNKISCHE ALB/ALTMÜHLTAL
Maßstab: 1:150.000
Verlag: Bielefelder Verlag
ISBN: 978-3-87073-724-5
**https://www.fahrrad-buecher-
karten.de/index.php/adfc-radtourenkarten/22-
frankische-alb-altmuhltal-radtourenkarte.html**

ADFC-Radtourenkarte Blatt 23
BAYERISCHER WALD/DONAU
Maßstab: 1:150.000
Verlag: Bielefelder Verlag
ISBN: 978-3-87073-671-2
**https://www.fahrrad-buecher-
karten.de/index.php/adfc-radtourenkarten/23-
bayerischer-wald-donau-radtourenkarte.html**

ADFC-Radtourenkarte Blatt 24
SCHWARZWALD/OBERRHEIN
Maßstab: 1:150.000
Verlag: Bielefelder Verlag
ISBN: 978-3-87073-729-0
**https://www.fahrrad-buecher-
karten.de/index.php/adfc-radtourenkarten/24-
schwarzwald-oberrhein-radtourenkarte.html**

ADFC-Radtourenkarte Blatt 25
BODENSEE/SCHWÄBISCHE ALB
Maßstab: 1:150.000
Verlag: Bielefelder Verlag
ISBN: 978-3-87073-555-5
**https://www.fahrrad-buecher-
karten.de/index.php/adfc-radtourenkarten/25-
bodensee-schwabische-alb-radtourenkarte.html**

ADFC-Radtourenkarte Blatt 26
OBERBAYERN/MÜNCHEN
Maßstab: 1:150.000
Verlag: Bielefelder Verlag
ISBN: 978-3-87073-717-7
**https://www.fahrrad-buecher-
karten.de/index.php/adfc-radtourenkarten/26-
oberbayern-munchen-radtourenkarte.html**

ADFC-Radtourenkarte Blatt 27
CHIEMSEE/INN
Maßstab: 1:150.000
Verlag: Bielefelder Verlag
ISBN: 978-3-87073-730-6
https://www.fahrrad-buecher-
karten.de/index.php/adfc-radtourenkarten/blatt-
27-chiemsee-inn.html

Wander-Infos

In Deutschland gibt es Qualitätswanderwege und Premiumwanderwege. Beide Wanderwege sind sehr schöne, zertifizierte Wanderwege, allerdings von unterschiedlichen Institutionen zertifiziert, daher die unterschiedlichen Namen.

Die Qualitätswanderwege finden Sie unter:
http://www.top-trails-of-germany.de

Die Premiumwanderwege finden Sie unter:
http://www.wanderinstitut.de/premiumwege/

Literaturempfehlungen

Baedeker Reiseführer
DEUTSCHLAND
Verlag: Baedeker
ISBN: 9783829714914
https://shop.baedeker.com/baedeker-reisefuehrer-
deutschland-9783829714914

Sehr gute Landkarten werden von den Landesvermessungsämtern herausgegeben. Sie können die Landkarten teilweise über den normalen Buchhandel bzw. über die Landesvermessungsämter direkt beziehen.

Übersicht:
http://giswiki.org/wiki/Landesvermessungs%C3%A4mter

Baden-Württemberg
https://www.lgl-bw.de

Bayern
http://www.ldbv.bayern.de/

Berlin
https://www.berlin.de/vermessungsaemter/

http://www.stadtentwicklung.berlin.de/

http://geobroker.geobasis-bb.de/index.php

Brandenburg
https://www.geobasis-bb.de/

https://geoportal.brandenburg.de

http://geobroker.geobasis-bb.de/index.php

Bremen
http://www.geo.bremen.de/

Hamburg
http://www.hamburg.de/bsw/landesbetrieb-geoinformation-und-vermessung/

Hessen
https://hvbg.hessen.de

Mecklenburg-Vorpommern
http://www.laiv-mv.de/

Niedersachsen
http://www.lgln.niedersachsen.de/

Nordrhein-Westfalen
http://www.bezreg-koeln.nrw.de/

Rheinland-Pfalz
https://lvermgeo.rlp.de

Saarland
http://www.saarland.de/vermessung_geoinformation_landentwicklung.htm

Sachsen
http://www.landesvermessung.sachsen.de/

Sachsen-Anhalt
https://www.lvermgeo.sachsen-anhalt.de/

Schleswig-Holstein
http://www.schleswig-holstein.de/DE/Landesregierung/LVERMGEOSH/lvermgeosh_node.html

Thüringen
http://www.thueringen.de/th9/tlvcrmgco/

Videos

Suchen Sie unter
https://www.youtube.com/
nach Doku Deutschland und dann den Namen der für Sie interessanten Region

Wildes Deutschland E19: Der Bodensee Doku (2015)
https://www.youtube.com/watch?v=XpeN_HFRV Ys&list=RDQMKtC5iBLwmwE&index=2

Elbsandsteingebirge - Märchenwelt und Meisterwerke (360° - GEO Reportage)
https://www.youtube.com/watch?v=PEJoGOk3ve Q

Frankreich

Frankreich besitzt Küsten, Fachland, Mittelgebirge und Hochgebirge. Das Klima reicht von maritim über kontinental bis mediterran. Der höchste Berg Frankreichs ist der Mont Blanc, mit 4.810 m ü. NHN, in den Westalpen, auf der französisch-italienischen Grenze, gelegen.

Sehr schöne Reiseziele

- Alpen mit Mont Blanc - Wander- und Bergsteigerparadies,
- Auvergne mit Zentralmassiv,

- Bretagne - das Land am Meer mit Wassersport, Badetourismus,
- Burgund - Burgen, Schlösser, Weinanbaugebiet (UNESCO-Weltkulturerbe)
- Côte d'Azur - schöne Küste mit viel Kultur - Wassersport, Badetourismus,
- Dordogne-Tal - UNESCO-Biosphärenreservat, Paddel- und Radfahr-Paradies, interessante Höhlen im Karst
- Elsass - das Rheintal ist eine ideale Nord-Süd-Verbindung für Radfahrer, viele Radwege
- Jura - waldreiches Alpenvorland an der Französisch-Schweizer Grenze - sehr schönes Wandergebiet mit schönen Weitwanderwegen wie Jurahöhenweg und die Grande Traversée du Jura
- Loire-Tal - das Tal der Schlösser - Paddel- und Radfahr-Paradies,
- Pyrenäen - Hochgebirge an der französisch-spanischen Grenze - höchster Berg ist der Pico de Ancto mit 3404 m ü. NHN - sehr interessantes Wandergebiet, teilweise in Nationalparks (Parc National des Pyrénées, Nationalpark Ordesa y Monte Perdido, Nationalpark Aigüestortes i Estany de Sant Maurici) geschützt,
- Seealpen - schönes Gebirge am Mittelmeer mit besonderer Landschaft und mediterranem Klima - wunderbares Wanderrevier
- Vogesen - schönes waldreiches Mittelgebirge zum Wandern, höchster Berg ist der Großer Belchen mit 1424 m ü. NHN

In Frankreich gibt es sehr unterschiedliche Nationalparks auch auf zu Frankreich gehörenden Gebieten weitab von Europa. Zum Radfahren und Wandern im französischen Mutterland geeignet sind die folgenden Nationalparks:

- Nationalpark Vanoise,
- Nationalpark Port-Cros,
- Nationalpark Pyrenäen,
- Nationalpark Cevennen,
- Nationalpark Écrins,
- Nationalpark Mercantour,
- Nationalpark Calanques

Sehenswerte Orte

- Albi - Bischofsviertel (UNESCO-Weltkulturerbe),
- Amiens - Altstadt, Kathedrale, Glockenturm (UNESCO-Welterbe),
- Aix-en-Provence - Altstadt, Kathedrale,
- Arles - Altstadt, antike und romanische Bauten (UNESCO-Weltkulturerbe),
- Avignon - Altstadt, Papstpalast (UNESCO-Weltkulturerbe),
- Bordeaux - Altstadt, Kathedrale,
- Bourges - Altstadt, Kathedrale (UNESCO-Weltkulturerbe),
- Carcassonne - Altstadt, Kathedrale, mittelalterliche Festungsanlage (UNESCO-Weltkulturerbe),
- Colmar - Altstadt, Martinsmünster,
- Chartres - Altstadt, Kathedrale (UNESCO-Weltkulturerbe),
- Dijon - Altstadt,
- Lille - Altstadt, Kathedrale,

- Lourdes - katholischen Wallfahrtsstätten, Basilika Notre-Dame-de-l'Immaculée-Conception, Rosenkranz-Basilika und Basilika Saint-Pie X,
- Lyon - Altstadt (UNESCO-Weltkulturerbe), Kathedrale und Notre-Dame de Fourvière,
- Marseille - Altstadt, Notre-Dame, Hafen, Küstenregion geschützt als Nationalpark (Parc National des Calanques)
- Monaco - Stadtstaat - Altstadt, Kathedrale,
- Mont-Saint-Michel - Abtei (UNESCO-Weltkulturerbe),
- Nancy - Altstadt, Kathedrale,
- Nantes - Altstadt, Kathedrale, Schloss
- Nimes - Altstadt, Kathedrale, römische Bauten wie Amphitheater, Pont du Gard,
- Nizza - Altstadt, Kathedrale, Standboulevard,
- Paris - Eifelturm, Notre-Dame, Altstadt, Louvre, Palais du Luxembourg, Basilique du Sacré-Cœur, Seine-Ufer (UNESCO-Welterbe),
- Reims - Altstadt, Palast des Erzbischofs, Kathedrale (UNESCO-Weltkulturerbe),
- Rouen - Altstadt, Kathedrale,
- Straßburg - Altstadt (UNESCO-Weltkulturerbe), Münster,
- Saint-Malo - Altstadt, Festungsanlagen, Hafen
- Toulouse - Altstadt, Kathedrale, Canal du midi (UNESCO-Weltkulturerbe), romanische Basilika St-Sernin de Toulouse (UNESCO-Weltkulturerbe),
- Troyes - Altstadt, Kathedrale,
- Versailles - Schloss (UNESCO-Weltkulturerbe)

Links

Tourismusverein
www.france.fr

Reiseinfos Auswärtiges Amt
**http://www.auswaertiges-
amt.de/DE/Aussenpolitik/Laender/Laenderinfos/0
1-Laender/Frankreich.html**

Weitere Infos finden Sie unter:
http://de.france.fr/

http://wikitravel.org/de/Frankreich

https://de.wikipedia.org/wiki/Frankreich

**https://de.wikipedia.org/wiki/Nationalparks_von_
Frankreich**

https://de.wikivoyage.org/wiki/Frankreich

**https://de.wikipedia.org/wiki/Liste_des_UNESCO-
Welterbes_(Europa)#F**

Rad-Infos

Besonders die Flüsse (Loire,...) eigenen sich gut zum
Radfahren. Der Ausbau der Radwege ist sehr
unterschiedlich. Die EuroVelo-Route 6, die vom
Atlantik bis zum Schwarzen Meer führt, ist in
Frankreich fertiggestellt und sehr empfehlenswert.

Nutzen Sie kleine Nebenstraßen (gekennzeichnet mit D für Departmentstraßen). Vermeiden Sie die Fahrt auf Nationalstraßen ("N") mit sehr starkem Verkehr.

Das Tragen einer Warnweste ist in Frankreich für Radfahrer außerhalb geschlossener Ortschaften bei schlechter Sicht Pflicht.

Fahrradclub
www.fubicy.org

http://www.adfc.de/adfc-reisenplus/ausland/europa-infos/frankreich/landeskunde-fuer-radler

www.af3v.org

Wander-Infos

In Frankreich gibt es einige sehr interessante Weitwanderwege. Diese Grande Randonnée oder GR mit Nummer durchziehen das gesamte Staatsgebiet. Es gibt den GR1 bis GR2013, wobei es Lücken in der Nummerierung gibt. Eine Übersicht über dieses Wegenetz finden Sie unter:
http://www.gr-infos.com/gr-de.htm

http://www.ffrandonnee.fr/

http://www.grsentiers.org/

https://de.wikipedia.org/wiki/GR-Fernwanderwegenetz

Zertifizierte Wanderwege finden Sie unter:
http://www.wanderinstitut.de/premiumwege/frank reich/#top

Literaturempfehlungen

Baedeker Reiseführer
Frankreich
Verlag: Baedeker
ISBN: 9783829713719
http://www.baedeker.com/

Michelin-LOCAL Karten
für Radtouren meist ausreichend genau
Maßstab: 1:150.000
http://das-landkartenhaus.de/Landkarten-1/Michelin-Strassenkarten-1150000-Frankreich-local

Frankreich topographische Karten
Maßstab: 1:100.000
http://das-landkartenhaus.de/epages/es116614.sf/de_DE/?ObjectPath=/Shops/es116614_Landkartenhaus/Categories/%22Landkarten%20nach%20Kartenserien%22/IGN_Top_100__Frankreich_topographische_Karten

Frankreich topographische Karten
Maßstab: 1:50.000
http://www.magicmaps.de/shop/produktliste/details/kategorie/frankreich/produkt/kartenregion-topografische-karte-frankreich-150000.html

Videos

Suchen Sie unter
https://www.youtube.com/
nach Doku Frankreich und dann den Namen der für
Sie interessanten Region

[Doku] Zu Gast in Frankreich - Elsass, Bordeaux und
Savoyen (HD)
https://www.youtube.com/watch?v=2v0jqKGfUXc

(Doku in HD) Frankreichs blaue Küste - An der Cote
d'Azur
https://www.youtube.com/watch?v=CbZVbS6fnIg

Italien

Italien, in Südeuropa gelegen, besitzt Hochgebirge,
Mittelgebirge und Flachland. Die Alpen mit den
Dolomiten, ein besonders schroffer Abschnitt der
Alpen, ist bei Wanderern und Bergsteigern sehr
beliebt. Der höchste Berg ist der Mont Blanc, mit
4.810 m ü. NHN, in den Westalpen, auf der
Französisch-Italienischen Grenze, gelegen. Die
Gegend um den Mont Blanc ist für Wanderer und
Bergsteiger sehr interessant.

Einen wunderbaren landschaftlichen Reiz strahlen die
oberitalienischen Seen (Lago Maggiore, Gardasee,...)
aus. Hier können Sie unter Palmen am See liegen, das
Alpenpanorama genießen und guten italienischen
Wein trinken.

Außerhalb der Alpen ist die Wanderinfrastruktur (Markierungen, Wegweiser,...) oft noch sehr verbesserungswürdig. Der normale Süd-Italiener geht kaum wandern.

Italien ist vor allem bei Badetouristen und Kulturliebhabern beliebt. Hier finden Sie die höchste Dichte an UNESCO-Weltkulturerbe-Orten weltweit. Italien begeistert seit vielen hundert Jahren Touristen aus allen Teilen der Welt. Die Kultur und die Landschaft sind einfach fantastisch.

Sehr schöne Reiseziele

- Alpen mit Dolomiten und Mont Blanc
- oberitalienischen Seen mit Lago Maggiore, Gardasee,...
- Seealpen - an der Französisch-Italienischen Grenze

In Italien gibt es 24 sehr unterschiedliche Nationalparks. Zum Radfahren und Wandern geeignet sind die folgenden Nationalparks:
- Nationalpark Cilento und Vallo di Diano,
- Nationalpark Cinque Terre,
- Nationalpark Belluneser Dolomiten,
- Nationalpark Foreste Casentinesi,
- Nationalpark Gargano,
- Nationalpark Gennargentu,
- Nationalpark Gran Paradiso,
- Nationalpark Gran Sasso und Monti della Laga,
- Nationalpark Majella,
- Nationalpark Monti Sibillini,
- Nationalpark Murgia,
- Nationalpark Pollino,

- Nationalpark Sila,
- Nationalpark Stilfser Joch,
- Nationalpark Val Grande

Sehenswerte Orte

- Agrigent - Altstadt, Tal der Tempel
  (UNESCO-Weltkulturerbe),
- Amalfiküste südlich von Neapel (UNESCO-
  Weltkulturerbe),
- Assisi - Altstadt (UNESCO-Weltkulturerbe),
  bedeutender Pilgerort,
- Ätna - Vulkan auf Sizilien,
- Bologna - Altstadt,
- Capri schöne Insel im Golf von Neapel,
- Caserta - Palastanlage (UNESCO-Weltkulturerbe),
- Florenz - Altstadt,
- Gardasee - schöner See am Südrand der Alpen,
- Herculaneum - Ausgrabungsort am Vesuv, Ruinen
  einer Stadt (UNESCO-Weltkulturerbe),
- Lago Maggiore - schöner See am Rand der Alpen,
- Mailand - Altstadt, Dom, Kloster Santa Maria
  delle Grazie (UNESCO-Weltkulturerbe),
- Mantua - Altstadt (UNESCO-Weltkulturerbe),
- Monreale - Kathedrale, Kloster,
  (UNESCO-Weltkulturerbe),
- Neapel - Altstadt (UNESCO-Weltkulturerbe),
- Orvieto - Altstadt, Dom,
- Padua - Altstadt, Basilika
- Paestum - Ausgrabungsort, Ruinen von Tempeln
  (UNESCO-Weltkulturerbe),
- Palermo - Altstadt (UNESCO-Weltkulturerbe),
- Pisa - Altstadt, Dom, Schiefer Turm
  (UNESCO-Weltkulturerbe),

- Pompeji - Ausgrabungsort am Vesuv, Ruinen einer Stadt (UNESCO-Weltkulturerbe),
- Ravenna - Altstadt,
- Rom - Altstadt (UNESCO-Weltkulturerbe),
- Sabbioneta - Altstadt (UNESCO-Weltkulturerbe),
- San Gimignano - Altstadt (UNESCO-Weltkulturerbe),
- Siena - Altstadt (UNESCO-Weltkulturerbe),
- Sizilien - interessante Insel im Mittelmeer mit mehreren UNESCO-Weltkulturerbe-Stätten,
- Stromboli - Vulkan auf Stromboli,
- Syrakus - antike Bauwerke, Nekropole von Pantalica (UNESCO-Weltkulturerbe),
- Taormina - Altstadt, antike Bauwerke,
- Tarquinia - etruskische Ausgrabungen (UNESCO-Weltkulturerbe),
- Tivoli - Villa Adriana und Villa d'Este (UNESCO-Weltkulturerbe),
- Vatikanstadt - Petersdom, Vatikanische Museen, bedeutender Pilgerort, (UNESCO-Weltkulturerbe),
- Venedig - Altstadt, Lagune (UNESCO-Weltkulturerbe),
- Verona - Altstadt (UNESCO-Weltkulturerbe),
- Vesuv - Vulkan nahe Neapel

Links

Tourismusvereine
http://www.italia.it/de/home.html

http://www.enit.de/

Reiseinfos Auswärtiges Amt
http://www.auswaertiges-amt.de/DE/Aussenpolitik/Laender/Laenderinfos/01-Laender/Italien.html

Weitere Infos finden Sie unter:
http://wikitravel.org/de/Italien

https://de.wikipedia.org/wiki/Italien

https://de.wikipedia.org/wiki/Nationalparks_in_It alien

https://de.wikivoyage.org/wiki/Italien

Rad-Infos

Die Infrastruktur für Radfahrer ist nördlich der Po-Ebene bis zum Po gut ausgebaut. Südlich des Po müssen Sie sehr viel auf normalen Straßen mit stellenweise erheblichem Verkehr fahren. Besonders die Flüsse (Etsch, Po,...) eigenen sich gut zum Radfahren.

http://www.adfc.de/adfc-reisenplus/ausland/europa-infos/italien/landeskunde-fuer-radler

Literaturempfehlungen

Baedeker Reiseführer Italien
Verlag: Baedeker
ISBN: 9783829713900
http://www.baedeker.com/

Videos

Suchen Sie unter
https://www.youtube.com/
nach Doku Italien und dann den Namen der für Sie
interessanten Region

Sehnsuchtsland Italien - Umbrien und die Toskana
[Doku HD]
https://www.youtube.com/watch?v=ZqfcRx-8SjQ

Süditalien: Neapel, Capri, Ischia und die Amalfitana -
Reisebericht
**https://www.youtube.com/watch?v=HnIW3wcaVf
w**

Luxemburg

Das Großherzogtum Luxemburg grenzt an
Frankreich, Belgien und Deutschland und ist nach
Malta das zweitkleinste Land der EU. Der Norden des
Landes liegt in den Ardennen und ist stark bewaldet.
Hier befindet sich der Deutsch-Luxemburgische
Naturpark. Der höchste Berg ist der Kneiff mit 560 m
ü. NHN. Der Escapardenne Eisleck Trail in
Luxemburg gehört zu den schönsten Wanderungen in
Europa.

Sehr schöne Reiseziele

- Deutsch-Luxemburgischer Naturpark,
- Naturpark Our,
- Naturpark Obersauer,

- Ösling - luxemburgischer Teil der Ardennen, Eifel,
- Moselle - Luxemburger Moseltal

Sehenswerte Orte

- Luxemburg - Altstadt (UNESCO-Weltkulturerbe),
- Vianden - Altstadt, Schloss,
- Wiltz - Altstadt, Schloss

Links

Tourismusverein
http://www.lcto.lu/de

Reiseinfos Auswärtiges Amt
http://www.auswaertiges-amt.de/DE/Aussenpolitik/Laender/Laenderinfos/01-Laender/Luxemburg.html

Weitere Infos finden Sie unter:
http://www.visitluxembourg.com

http://www.etat.public.lu

http://wikitravel.org/de/Luxemburg

https://de.wikipedia.org/wiki/Portal:Luxemburg

http://www.lexas.de/europa/luxemburg/index.aspx

https://de.wikivoyage.org/wiki/Luxemburg

https://de.wikipedia.org/wiki/Luxemburg

Rad-Infos

Die Infrastruktur für Radfahrer ist gut ausgebaut.

http://www.adfc.de/adfc-reisenplus/ausland/europa-infos/luxemburg/landeskunde-fuer-radler

Wander-Infos

Zertifizierte Wanderwege finden Sie unter:
http://www.wanderinstitut.de/premiumwege/luxemburg/#top

Literaturempfehlungen

Rother Wanderführer
Luxemburg, Saarland
Verlag: Bergverlag Rother
ISBN: 9783763343492

Videos

Luxemburg
https://www.youtube.com/watch?v=e0n9TYhQHw0

Luxemburg in 5 Minuten | Reiseführer | Die besten Sehenswürdigkeiten
https://www.youtube.com/watch?v=jnZ4GLa_c88

Niederlande

Die Niederlande sind sehr flach und von der Nordseeküste geprägt. Etwa 70% des Landes liegen unter dem Meeresspiegel und werden durch Deiche und Pumpen vor Überflutung geschützt. Wassersport, Rad-, Bade- und Kulturtourismus spielen eine große Rolle. Wald findet sich nur vereinzelt. Der Wind und der Regen können zur Herausforderung werden. Das Klima ist stark von der Nordsee beeinflusst.

Die Niederlande sind das Land mit der weltweit besten Radinfrastruktur. Sie finden praktisch überall Radwege. Die Autofahrer nehmen große Rücksicht auf Radfahrer. Damit ist das Land für eine Radtour mit Kindern sehr gut geeignet. Die Ausschilderung der Radwege ist sehr gut.

Sehr schöne Reiseziele

- Nordseeküste,
- Nationaal Park De Hoge Veluwe,
- Nationalpark Veluwezoom,
- Nationalpark Dwingelderveld,
- Nationalpark De Weerribben-Wieden,
- Nationalpark De Groote Peel,
- Nationalpark De Biesbosch,
- Nationalpark Zuid-Kennemerland,
- Nationalpark De Meinweg,
- Nationalpark De Maasduinen,
- Nationalpark Drents-Friese Wold,
- Grenzpark De Zoom - Kalmthoutse Heide,
- Texel mit Nationalpark Duinen van Texel,
- Nationalpark Loonse en Drunense Duinen,

- Oosterschelde-Sturmflutwehr mit Nationalpark Oosterschelde,
- Nationale Bach- und Feldmarkdörferlandschaft Drentsche Aa,
  Nationalpark Lauwersmeer,
- Nationalpark Utrechtse Heuvelrug,
- Nationalpark Sallandse Heuvelrug,
- Nationalpark De Alde Feanen

Sehenswerte Orte

- Amsterdam - Altstadt mit Grachten,
- Arnhem - Nederlands Openluchtmuseum,
- Den Haag - Altstadt, Binnenhof, Paleis Noordeinde,
- Efteling - Freizeitpark,
- Haarlem - Altstadt mit Grachten, Grote Kerk,
- 's-Hertogenbosch - Altstadt, Kathedrale,
- Keukenhof - Gartenanlage mit Frühlingsblumenschau
- Kinderdijk - 19 Windpumpen (UNESCO-Weltkulturerbe),
- Leiden - Altstadt mit Grachten, Hooglandse Kerk,
- Maastricht - Altstadt mit Maaspromenade,
- Rotterdam - Altstadt, Hafen,
- Utrecht - Altstadt mit Grachten, Dom

Links

Tourismusverein
www.holland.com

Reiseinfos Auswärtiges Amt
http://www.auswaertiges-amt.de/DE/Laenderinformationen/00-SiHi/NiederlandeSicherheit.html

Weitere Infos finden Sie unter:
http://www.holland.com/de/tourist.htm

http://www.uni-muenster.de/NiederlandeNet/

https://www.government.nl/

https://www.getyourguide.de/niederlande-n32/

https://www.tripadvisor.de/Attractions-g188553-Activities-The_Netherlands.html

http://www.lexas.de/europa/niederlande/index.aspx

http://wikitravel.org/de/Niederlande

https://de.wikivoyage.org/wiki/Niederlande

https://de.wikipedia.org/wiki/Niederlande

https://de.wikipedia.org/wiki/Nationalparks_in_den_Niederlanden

https://de.wikipedia.org/wiki/Liste_des_UNESCO-Welterbes_(Europa)

https://www.marcopolo.de/reisefuehrer-tipps/niederlaendische-kueste/sehenswert/index-182110.html

Rad-Infos

Sie fahren im Land von einem Knotenpunkt zum nächsten Knotenpunkt. Die Orientierung gibt eine Landkarte, welche sich an vielen Knotenpunkten befindet. Auf der Landkarte sehen Sie welcher Nummer sie in der gewünschten Richtung folgen müssen. Die Radkarten enthalten alle Knotenpunkte, so dass eine Orientierung sehr einfach ist. Größere Routen sind mit LF Nummer a/b gekennzeichnet. LF steht für Landelijke Fietsroutes - Radfernwege. Das kleine a oder b gibt die Richtung an. Jetzt müssen Sie nur noch ihrem Radweg folgen, z.B. LF1a. Das Merken der Knotenpunkte entfällt damit. Die Nummer kennzeichnet den Radweg.

Es gibt beispielsweise folgende Radfernwege in den Niederlanden:
LF 1 - Noordzeeroute
LF 2 - Stedenroute
LF 3 - Maasroute, Rietlandroute, Hanzeroute
LF 4 - Midden-Nederlandroute
LF 5 - Thorn - Roermond
LF 6 - Maastricht - Duitse grens
LF 7 - Oeverlandroute
LF 8 - Ommen - Winterswijk
LF 9 - LF9 NAP-route
LF 10 - Waddenzeeroute
LF 11 - Prinsenroute
LF 12 - Maas- und Vestingroute
LF 13 - Schelde-Rheinroute
LF 14 - Saksenroute
LF 15 - Boerenlandroute
LF 16 - Vechtdalroute
LF 17 - Gorinchem - Wijk bij Duurstede

LF 18 - Rondje Twente
LF 19 - Deventer - Holten
LF 20 - Flevoroute
LF 51 – Kempenroute

Fahrradclub
www.fietsersbond.nl

Weitere Interessante Infos finden Sie unter:
http://www.nederlandfietsland.nl/lf-routes#uitleg

http://www.hollandfahrradland.de/

http://www.adfc.de/adfc-reisenplus/ausland/europa-infos/niederlande/landeskunde-fuer-radler

Wander-Infos

In den Niederlanden gibt es 35 sehr interessante Weitwanderwege.
Diese Grote Routepaden oder Lange-afstand-wandelpaden sind als LAW mit Nummer gekennzeichnet und durchziehen das gesamte Staatsgebiet. Es gibt den LAW1 bis LAW701, wobei es Lücken in der Nummerierung gibt. Eine Übersicht über dieses Wegenetz finden Sie unter:
https://de.wikipedia.org/wiki/GR-Fernwanderwegenetz

https://www.wandelzoekpagina.nl

http://www.wandelnet.nl

Dutch Coastal Path (LAW 5)
Der LAW 5 führt immer an der Küste entlang und ist
in 5 Abschnitte eingeteilt.

LAW 5-1: Deltapad - 233 km
LAW 5-2: Visserspad - 102 km
LAW 5-3: Duin- en Polderpad - 151 km
LAW 5-4: Friese Kustpad - 152 km
LAW 5-5: Wad- en Wierdenpad - 123 km

Weitere Interessante Infos finden Sie unter:
**http://wandelnet.nl/nederlands-kustpad-deel-1-
law-5-1**

Zertifizierte Wanderwege finden Sie unter:
**http://www.wanderinstitut.de/premiumwege/niede
rlande/#top**

Literaturempfehlungen

Baedeker Reiseführer
Niederlande
Verlag: Baedeker
ISBN: 9783829714310
http://www.baedeker.com/

Fietsatlas Nederland
Maßstab: 1 100 000
ISBN: 9789018039042
**https://www.anwbmedia.nl/product/relatiegeschen
k-fietsatlas-nederland**
Durch die gute Ausschilderung der Radwege in der
Natur ist der Maßstab von 1:100 000 ideal.

Videos

Suchen Sie unter
https://www.youtube.com/
nach Doku Niederlande und dann den Namen der für
Sie interessanten Region

Die Niederländer: Unbekannte Nachbarn [Doku
deutsch]
**https://www.youtube.com/watch?v=s3SWBcqYty
Q**

Niederlande - Der Pakt mit dem Wasser | Doku |
ARTE
**https://www.youtube.com/watch?v=bBZXcCZTk8
I**

Österreich

Österreich liegt zu etwa 60% in den Alpen und ist ein
sehr Rad- und Wanderfreundliches Land. Die
Radfahr- und Wander-Infrastruktur (Markierungen,
Wegweiser, Hütten,...) ist sehr gut. Der Radfahrer und
Wanderer wird sich hier sehr wohl fühlen. Die beste
Wanderzeit in höheren Lagen ist von Juli bis
September. Hier kann bis zum Frühsommer Schnee
liegen. Die Berghütten öffnen häufig erst im Juli. Im
September kommt in höheren Lagen meist der erste
Schnee, so dass die Hütten wieder schließen. Der
Großglockner ist mit 3798 m ü. NHN der höchste
Berg in Österreich.

Für den Tourismus haben die Bergseen, wie Wörthersee, Millstätter See, Wolfgangsee,... große Bedeutung.

Im Osten ist Österreich flach und grenzt an die Pannonische Tiefebene mit dem Neusiedler See.

Sehr schöne Reiseziele

- Alpen mit Dachstein, Großglockner, Hohe Tauern, Salzkammergut, Wörthersee, Millstätter See, Wolfgangsee,
- Naturpark Raab,
- Donautal (besonders für Radfahrer und Paddler),
- Neusiedler See (Wassersport)

In Österreich gibt es 7 sehr unterschiedliche Nationalparks, welche alle schöne Rad- und Wanderziele sind:
- Nationalpark Hohe Tauern,
- Nationalpark Neusiedler See-Seewinkel mit ungarischem Nationalpark Fertő-Hanság,
- Nationalpark Donau-Auen,
- Nationalpark Kalkalpen,
- Nationalpark Thayatal mit tschechischem Nationalpark Podyjí,
- Nationalpark Gesäuse

Sehenswerte Orte

- Bad Ischl - Altstadt, Kaiservilla und Kaiserpark,
- Bregenz - Bregenzer Festspiele,
- Eisenstadt - Altstadt, Schloss Esterházy
- Graz - Altstadt, Dom,

- Gurk - Altstadt, Dom, Kloster,
- Innsbruck - Altstadt, Hofburg, Schloss Ambras,
  Ottoburg, Basilika Wilten,
- Klagenfurt - Altstadt, Dom,
- Kitzbühel - Altstadt, Wintersportort,
- Krimmler Wasserfälle - mit einer Höhe von 385 m
  die höchsten Wasserfälle Österreichs,
- Linz - Altstadt, Ars Electronica Center,
- Maria Saal - Altstadt, Marienkirche,
  Freilichtmuseum,
- Mariazell - Altstadt, Basilika Mariä Geburt,
  wichtigster Wallfahrtsort Österreichs,
- Melk - Altstadt, Stift (Teil des UNESCO-
  Weltkulturerbes Wachau),
- Salzburg - Altstadt (UNESCO-Weltkulturerbe),
  Dom, Erzbischöfliche Residenz,
  Festung Hohensalzburg
- Sankt Florian - Altstadt, Stift, Freilichtmuseum,
  Schloss Hohenbrunn, Schloss Tillysburg,
- Sankt Pölten - barocke Altstadt,
- Seefeld in Tirol - Wintersportzentrum,
- Werfen - Festung Hohenwerfen, Eisriesenwelt
  (größte Eishöhle der Welt),
- Wien - Altstadt, Stephansdom , Schloss
  Schönbrunn, Hofburg

Links

Tourismusverein
www.austria-tourism.com/de

Reiseinfos Auswärtiges Amt
http://www.auswaertiges-amt.de/DE/Aussenpolitik/Laender/Laenderinfos/01-Laender/Oesterreich.html

Weitere Infos finden Sie unter:
http://www.austria.info/de

https://www.oesterreich.com/de/

http://www.nationalparksaustria.at

https://www.tripadvisor.de/Attractions-g190410-Activities-Austria.html

https://de.wikipedia.org/wiki/Liste_der_Sehensw%C3%BCrdigkeiten_in_%C3%96sterreich

http://www.bergfex.at/sommer/oesterreich/highlights/

https://www.marcopolo.de/reisefuehrer-tipps/oesterreich/sehenswert/index-5559.html

https://de.wikipedia.org/wiki/Nationalparks_in_%C3%96sterreich

http://wikitravel.org/de/%C3%96sterreich

http://www.lexas.de/europa/oesterreich/index.aspx

https://de.wikipedia.org/wiki/%C3%96sterreich

https://de.wikivoyage.org/wiki/%C3%96sterreich

https://de.wikipedia.org/wiki/Liste_des_UNESCO-Welterbes_(Europa)

http://www.sehenswertes-weltweit.de/oesterreich.php

http://www.oe24.at/

Rad-Infos

Österreich besitzt eine sehr gute Radinfrastruktur. Alle großen Flusstäler sind mit einem Radfernweg erschlossen In den Hochalpen ist der Sommer die beste Reisezeit, denn viele Pässe sind nur im Sommer mit dem Rad befahrbar. Etwas weiter unten im Tal sind auch Frühjahr und Herbst gut zum Radfahren geeignet.

Für den Radtouristen ist die Donau mit dem Donauradweg einer der attraktivsten Radwege des Landes. Danach kommen die Alpenpässe nach Italien, welche eine schöne aber anstrengendere Radtour nach Süden versprechen.

Fahrradclub
www.argus.or.at

Weitere Infos finden Sie unter:
www.radtouren.at

http://www.adfc.de/adfc-reisenplus/ausland/europa-infos/oesterreich/landeskunde-fuer-radler

Wander-Infos

Österreich besitzt eine sehr gute Wanderinfrastruktur. Die Alpen machen das Land zum Wanderparadies.

http://www.austria.info/de/aktivitaten/wandern-und-alpen/wandern-in-osterreich

http://www.bergfex.at/sommer/oesterreich/touren/wandern/

https://www.wanderdoerfer.at/

https://www.alpenverein.at/portal/index.php

Zertifizierte Wanderwege finden Sie unter:
http://www.wanderinstitut.de/premiumwege/oesterreich/#top

Literaturempfehlungen

Baedeker Reiseführer
ÖSTERREICH
Verlag: Baedeker
ISBN: 9783829718387
https://shop.baedeker.com/baedeker-reisefuehrer-oesterreich-9783829718387

Videos

Suchen Sie unter
https://www.youtube.com/
nach Doku Österreich und dann den Namen der für Sie interessanten Region

Schönes Österreich: Zillertal, Wörthersee und Steiermark Doku (2013)
https://www.youtube.com/watch?v=18IGABY_6N 4

Österreich - Land der grünen Grenzen
https://www.youtube.com/watch?v=gfo-7fOgwCQ

Polen

In Polen finden Sie vom Hochgebirge über Mittelgebirge bis zum Flachland alle Landschaftsformen. Besonders zum Radfahren und Wandern geeignet sind die waldreichen Gebirge an der polnisch-tschechischen und polnisch-slowakischen Grenze, wie Isergebirge, Riesengebirge, Heuscheuergebirge, Tatra, welche teilweise als Nationalpark und UNESCO Biosphärenreservat geschützt sind. Hier finden Sie unzählige Wanderwege. Der Rysy, in der Hohen Tatra, an der polnisch-slowakischen Grenze, ist der höchste Berg Polens mit eine Höhe von 2503 m ü. NHN.

In Polen werden Sie von den Preisen für Übernachtung und Gaststätten positiv überrascht sein. Der Preis beträgt hier meist nur die Hälfte des in Deutschland üblichen.

Sehr schöne Reiseziele

- Ostseeküste,
- Isergebirge,
- Riesengebirge (Nationalpark Riesengebirge),

- Heuscheuergebirge (Nationalpark Góry Stołowe),
- Tatra (Nationalpark Tatra),
- Gorce-Gebirge (Nationalpark Gorce),
- Pieninen (Nationalpark Pieninen mit Dunajec-Durchbruch),
- Bieszczady (Nationalpark Bieszczady),
- Babia Góra - Masiv (Nationalpark Babia Góra),
- Masurische Seenplatte (Wassersport)

In Polen gibt es sehr unterschiedliche Nationalparks. Sehr gut zum Radfahren und Wandern geeignet sind die folgenden Nationalparks:
- Babiogórski Park Narodowy
  (UNESCO Biosphärenreservat),
- Białowieski Park Narodowy
  (UNESCO Biosphärenreservat),
- Biebrzański Park Narodowy,
- Bieszczadzki Park Narodowy
  (UNESCO Biosphärenreservat),
- Park Narodowy Bory Tucholskie,
- Drawieński Park Narodowy,
- Gorczański Park Narodowy,
- Park Narodowy Gór Stołowych,
- Kampinoski Park Narodowy
  (UNESCO Biosphärenreservat),
- Karkonoski Park Narodowy
  (UNESCO Biosphärenreservat),
- Magurski Park Narodowy,
- Ojcowski Park Narodowy,
- Pieniński Park Narodowy,
- Poleski Park Narodowy
  (UNESCO Biosphärenreservat),
- Roztoczański Park Narodowy,
- Słowiński Park Narodowy
  (UNESCO Biosphärenreservat),

- Świętokrzyski Park Narodowy,
- Tatrzański Park Narodowy
  (UNESCO Biosphärenreservat),
- Park Narodowy Ujście Warty,
- Wielkopolski Park Narodowy,
- Wigierski Park Narodowy,
- Woliński Park Narodowy

Sehenswerte Orte

- Częstochowa - Paulinerkloster mit Ikone der
  Schwarzen Madonna,
- Dębno Podhalańskie - Erzengel-Michael-Kirche
  (UNESCO-Weltkulturerbe),
- Danzig - Altstadt, Marienkirche,
- Gniezno - Altstadt, Kathedrale,
- Karpacz - Altstadt, Stabkirche Wang,
- Kazimierz Dolny - Altstadt,
- Kłodzko - Altstadt, Festung Glatz,
- Krakau - Altstadt, Burg (Wawel) mit Königsschloss
  und Kathedrale,
- Łęczyca - Schloss, Kollegialkirche,
- Legnickie Pole - Kloster,
- Leżajsk - Basilika, Bernhardiner-Kloster,
- Łańcut - Schloss,
- Malbork - Marienburg - bedeutendste Ordensburg
  der Deutschordensritter
- Nieborów - Schloss mit Barockgarten,
  Park Arkadia,
- Nowy Sącz - Altstadt, Margarethenkirche,
- Opatów - Franziskanerkloster, Stiftskirche
- Oświęcim - KZ Auschwitz (UNESCO-
  Weltkulturerbe),
- Poznań - Altstadt, Kathedrale

- Rogalin - Schloss mit Schlossgarten,
- Świdnica - Altstadt, Friedenskirche (UNESCO-Weltkulturerbe),
- Toruń - Altstadt (UNESCO-Weltkulturerbe),
- Trzebnica - Altstadt, Klosterkirche,
- Wałbrzych - Schloss Fürstenstein, Altstadt,
- Warschau - Altstadt (UNESCO-Weltkulturerbe), Königsschloss, Johanneskathedrale,
- Wieliczka - Salzbergwerk (UNESCO-Weltkulturerbe),
- Wrocław - Altstadt, Dom
- Zamość - Altstadt (UNESCO-Weltkulturerbe),

Links

Tourismusverein
www.pttk.pl

Reiseinfos Auswärtiges Amt
http://www.auswaertiges-amt.de/DE/Aussenpolitik/Laender/Laenderinfos/0 1-Laender/Polen.html

Weitere Infos finden Sie unter:
http://deutsch.pttk.pl/

http://poland.pl/

https://www.pot.gov.pl/

http://www.lexas.de/europa/polen/index.aspx

http://wikitravel.org/de/Polen

https://de.wikivoyage.org/wiki/Polen

https://de.wikipedia.org/wiki/Polen

https://de.wikipedia.org/wiki/Nationalparks_in_Po
len

https://de.wikipedia.org/wiki/Liste_des_UNESCO-
Welterbes_(Europa)#P

Rad-Infos

In Polen ist die Radinfrastruktur noch nicht gut
ausgebaut. Hier ist noch viel Arbeit notwendig. Oft
führen die Radwege direkt auf schlechten oder
verkehrsreichen Straßen entlang. Längere
gebietsübergreifende Radwege sind selten. Ein im
Internet als Radweg eingezeichneter Weg muss in der
Realität so nicht erkennbar sein. Oft fehlen die
entsprechenden Wegweiser. Die Wege führen
manchmal über kaum befahrbare Pfade.

Die Bevölkerungsdichte ist teilweise sehr dünn, so
dass dort die touristische Infrastruktur nicht
flächendeckend ideal für Radreisende ist.
An der Küste und in den Mittel- und Hochgebirgen
finden Sie eine gute touristische Infrastruktur und
eine sehr abwechslungsreiche Landschaft.

http://www.adfc.de/adfc-
reisenplus/ausland/europa-
infos/polen/landeskunde-fuer-radler

Literaturempfehlungen

Baedeker Reiseführer
Polen
Verlag: Baedeker
ISBN: 9783829714389
http://www.baedeker.com/

Mapa topograficzna Polski
Maßstab: 1:100.000
http://sklep-pttk.pl/pl/c/MAPY-
TOPOGRAFICZNE-POLSKI-WZKART-1100-
000/48
151 Karten decken das gesamte Staatsgebiet ab.
Der Bezug der Landkarten ist möglich über:
http://www.geobuchhandlung.de/

Videos

Suchen Sie unter
https://www.youtube.com/
nach Doku Polen und dann den Namen der für Sie
interessanten Region

[Doku] Sagenhaftes Polen - Auf Entdeckungsreise in
Westpommern (HD)
https://www.youtube.com/watch?v=sXeunywKaJ4

Steffens entdeckt Polen Europas letzter Urwald -
Doku Deutsch über Polen
https://www.youtube.com/watch?v=8zX0IZdxOV
A

Portugal

Portugal ist besonders im Herbst, Winter und Frühjahr ein lohnenswertes Reiseziel für Deutsche, Österreicher und Schweizer, welche dem kalten Wetter entfliehen möchten. Im Sommer ist es zu heiß zum Radfahren und Wandern. Außerdem ist der Sommer die Urlauber-Hochsaison für die Einheimischen und Badetouristen.

Portugal, in Südeuropa gelegen, besitzt Mittelgebirge und Flachland. Die Serra da Estrela mit einer Höhe bis 1993 m ü. NHN ist das höchste Gebirge des portugiesischen Festlands. Das Kerngebiet des Gebirges bildet heute der Parque Natural da Serra da Estrela.

Zu Portugal gehören die Inseln der Azoren und Madeira. Dies sind sehr schöne Urlaubsziele für einen Rad- und Wanderurlaub, besonders im europäischen Winter und Frühjahr.

Portugal ist vor allem bei Badetouristen und Kulturliebhabern beliebt. Beliebte Reiseziele sind die Algarve und Lissabon. Der normale Portugiese geht kaum wandern. Dementsprechend schlecht ist die Wanderinfrastruktur ausgebaut. Die amtlichen topografische Landkarten des Instituto Geográfico do Exército (IGeoE) zum Wandern sollten Sie sich vor dem Urlaub besorgen, da dies vor Ort schwierig werden kann.

Sehr schöne Reiseziele

- Algarve - Wassersport, Badeurlaub,
- Nationalpark Peneda-Gerês (UNESCO-Biosphärenreservat) - im Norden gelegen
- Naturpark Parque Natural da Serra da Estrela,
- Serra da Arrábida - Naturpark - schöne Küste südlich von Lissabon

Sehenswerte Orte

- Alcobaça - Altstadt, Kloster (UNESCO-Weltkulturerbe),
- Batalha - Kloster (UNESCO-Weltkulturerbe),
- Castelo de Vide - Altstadt, archäologische Park,
- Coimbra - Altstadt, Universität,
- Évora - Altstadt (UNESCO-Weltkulturerbe), Diana-Tempel, Burg, Aquädukt,
- Lissabon - Altstadt, Torre de Belém und Mosteiro dos Jerónimos (UNESCO-Weltkulturerbe),
- Mafra - Palast Palácio Nacional de Mafra,
- Marvão - Burg, Altstadt,
- Óbidos - Altstadt, Burg und Stadtmauer,
- Porto - Altstadt (UNESCO-Weltkulturerbe),
- Sintra - Altstadt, etliche Paläste (UNESCO-Weltkulturerbe),
- Tomar - Altstadt, Christuskloster (UNESCO-Weltkulturerbe),

Links

Tourismusverein
https://www.visitportugal.com

Reiseinfos Auswärtiges Amt
http://www.auswaertiges-amt.de/DE/Aussenpolitik/Laender/Laenderinfos/01-Laender/Portugal.html

Weitere Infos finden Sie unter:
https://www.visitportugal.com/de

http://www.portugal-live.net/d/index.html

http://wikitravel.org/de/Portugal

http://www.lexas.de/europa/portugal/index.aspx

https://de.wikivoyage.org/wiki/Portugal

https://de.wikipedia.org/wiki/Portal:Portugal

https://de.wikipedia.org/wiki/Portugal

https://de.wikipedia.org/wiki/Serra_da_Estrela

https://de.wikipedia.org/wiki/Liste_des_UNESCO-Welterbes_(Europa)#P

Rad-Infos

Es gibt einige gute Radwege. Besonders gut ist der EuroVelo 1 ausgebaut, welcher entlang der Südküste verläuft.

Wander-Infos

In Portugal gibt es einige sehr interessante
Weitwanderwege. Diese Grande Rota oder GR mit
Nummer durchziehen das gesamte Staatsgebiet. Es
gibt den GR5 bis GR117, wobei es Lücken in der
Nummerierung gibt. Eine Übersicht über dieses
Wegenetz finden Sie unter:

**https://pt.wikipedia.org/wiki/Lista_de_percursos_
pedestres_de_grande_rota_em_Portugal**

**https://de.wikipedia.org/wiki/GR-
Fernwanderwegenetz**

Literaturempfehlungen

Baedeker Reiseführer
Portugal
Verlag: Baedeker
ISBN: 9783829714402
http://www.baedeker.com/

Amtliche topografische Landkarten Portugal
Amtliche topografische Landkarten des Instituto
Geográfico do Exército (IGeoE)
Maßstab: 1:25.000
http://www.mapfox.de/WG_2305.php

Videos

Suchen Sie unter
https://www.youtube.com/

nach Doku Portugal und dann den Namen der für Sie interessanten Region

Portugal: Lissabon, Algarve und der Norden - Reisebericht
https://www.youtube.com/watch?v=tV3x-HdIwk4

10 Best Places to Visit in Portugal - Travel Video
https://www.youtube.com/watch?v=Z8XP7UjzvnU

Schweden

Schweden ist ein schönes wildes weites Reiseziel für Naturliebhaber. Wasser, Wälder und Einsamkeit prägen große Teile des Landes.

Die beste Reisezeit für Schweden reicht von Ende Mai bis Anfang Oktober.

Im waldreichen, relativ ebenen Schweden finden Sie viele schöne einsame Gebiete. Der höchste Berg Schwedens, der Kebnekaise, ist 2111 m ü. NHN hoch.

Rechnen Sie in Schweden mit einem Frühlingsanfang etwa einen Monat nach dem Frühlingsanfang in Deutschlands Mitte. Der Herbst beginnt etwa einen Monat zeitiger. Der Sommer ist also kürzer als in Deutschland. Im Winter ist der März die beste Reisezeit. Da sind die Tage etwas länger und es liegt nördlich des Polarkreises noch genügend Schnee für eine schöne Skitour.

Aufgrund der geringen Bevölkerungsdichte können Sie nicht davon ausgehen überall gute und schöne Rad- und Wanderwege zu finden. Oft werden Sie stundenlang durch Wald, Wald, Wald fahren oder laufen.

Das Wetter ist kühler und meist regenreicher wie in Deutschland.

Sehr schöne Reiseziele

- riesige einsame Wälder mit Jedermannsrecht (Sie können überall zelten aber ohne Rad- und Wander-Infrastruktur (d.h. Verpflegung und Zelt müssen Sie selbst mitnehmen, das Nachkaufen ist nicht täglich möglich),
- Lappland - besondere Landschaft mit Weitwanderweg Kungsleden,

In Schweden gibt es sehr unterschiedliche Nationalparks. Ein Teil liegt sehr abgelegen und ist nur sehr schwer zu erreichen. Das Jedermannsrecht ist in den Nationalparks eingeschränkt, das bedeutet das Feuermachen und Zelten ist nur an den gekennzeichneten Stellen möglich. Sehr gut zum Radfahren und Wandern geeignet sind die folgenden Nationalparks:
- Nationalpark Abisko (wird durch Weitwanderweg Kungsleden durchquert),
- Nationalpark Ängsö,
- Nationalpark Björnlandet,
- Nationalpark Dalby Söderskog,
- Nationalpark Djurö,
- Nationalpark Fulufjället,

- Nationalpark Färnebofjärden,
- Nationalpark Garphyttan,
- Nationalpark Hamra,
- Nationalpark Norra Kvill,
- Nationalpark Muddus
  (UNESCO-Welterbe Laponia),
- Nationalpark Padjelanta
  (UNESCO-Welterbe Laponia),
- Nationalpark Sarek
  (UNESCO-Welterbe Laponia),
- Nationalpark Skuleskogen,
- Nationalpark Stenshuvud,
- Nationalpark Stora Sjöfallet
  (UNESCO-Welterbe Laponia),
- Nationalpark Store Mosse,
- Nationalpark Sonfjället,
- Nationalpark Söderåsen,
- Nationalpark Tiveden,
- Nationalpark Tresticklan,
- Nationalpark Tyresta

Sehenswerte Orte

- Göteborg - Altstadt, Hafen, Dom, Festung Carlsten,
- Helsingborg - Altstadt, Festung, Schloss Sofiero,
- Luleå - Altstadt (UNESCO-Weltkulturerbe),
- Lund - Altstadt, Dom,
- Malmö - Altstadt, Sankt Petri Kirche,
- Örebro - Altstadt, Schloss,
- Stockholm - Altstadt, Schloss, Reichstag, Vasa-
  Museum, Freilichtmuseum Skansen, Friedhof
  Skogskyrkogården (UNESCO-Weltkulturerbe),
- Uppsala - Altstadt, Dom, Schloss ,

Links

Tourismusverein
http://www.visitsweden.com/

Reiseinfos Auswärtiges Amt
http://www.auswaertiges-amt.de/DE/Aussenpolitik/Laender/Laenderinfos/0 1-Laender/Schweden.html

Weitere Infos finden Sie unter:
https://de.wikivoyage.org/wiki/Schweden

https://de.wikipedia.org/wiki/Schweden

http://wikitravel.org/de/Schweden

http://www.schwedenurlaub.com

http://www.ssf-turist.se

http://www.schwedenstube.de/

http://www.schweden-urlauber.info

https://de.wikipedia.org/wiki/Nationalparks_in_Sc hweden

https://www.fjell-und-fjord.de

https://www.scandtrack.com

https://hejsweden.com/

Literaturempfehlungen

Baedeker Reiseführer Schweden
Verlag: Baedeker
ISBN: 9783829714549
http://www.baedeker.com/

Videos

Suchen Sie unter
https://www.youtube.com/
nach Doku Schweden und dann den Namen der für
Sie interessanten Region

Schweden: Schären und Mittsommernacht -
Reisebericht
https://www.youtube.com/watch?v=QM5IkWtmh-w

Menschen am anderen Ende der Welt Lappland Doku
2017 NEU in HD
https://www.youtube.com/watch?v=hm1KrIlTmN8

Schweiz

Die Hochgebirgslandschaft der Schweiz ist
wunderschön und auf jeden Fall eine Reise wert. Die
Schweiz ist ein perfektes Radfahr- und
Wanderparadies. Leider liegen die Preise für
Übernachtung und Essen deutlich über dem Niveau
des restlichen Europa.

Sehr schöne Reiseziele

- Hochgebirgsregionen mit Jungfrau-Region , Großer
  Aletschgletscher (UNESCO Welterbe Jungfrau-
  Aletsch) Waadtländer Jura,
- Schweizerischer Nationalpark,
- Bergseen mit Lago Maggiore, Luganersee,
  Thunersee, Bielersee

Sehenswerte Orte

- Ballenberg - Freilichtmuseum,
- Bern - Altstadt (UNESCO-Weltkulturerbe),
- Bellinzona - Burg Castelgrande, Burg Montebello,
  Burg Sasso Corbaro (UNESCO-Weltkulturerbe),
- Biel - Altstadt,
- Freiburg im Üechtland - Altstadt, Kathedrale,
- Genf - Altstadt, Genfersee mit Jet d'eau,
- Goms VS - Landschaftspark Binntal, UNESCO
  Welterbe Jungfrau-Aletsch,
- Lausanne - Altstadt, Kathedrale, Château Saint-
  Maire,
- La Chaux-de-Fonds/Le Locle - Altstadt mit
  Uhrenindustrie (UNESCO-Weltkulturerbe),
- Murten - Altstadt,
- Müstair - Benediktinerinnenkloster St. Johann
  (UNESCO-Weltkulturerbe),
- Neuchâtel - Schloss, Kollegiatskirche,
- Payerne - Altstadt, Abteikirche,
- Solothurn - Altstadt (Barock), St. Ursenkathedrale,
- St. Gallen - Fürstabtei (UNESCO-Weltkulturerbe),
- Zermatt - Matterhorn, Stadtbild

Links

Tourismusverein
http://www.myswitzerland.com/

Reiseinfos Auswärtiges Amt
http://www.auswaertiges-amt.de/DE/Aussenpolitik/Laender/Laenderinfos/0 1-Laender/Schweiz.html

Weitere Infos finden Sie unter:
http://www.lexas.de/europa/schweiz/index.aspx

https://www.eda.admin.ch/aboutswitzerland/de/ho me.html

http://wikitravel.org/de/Schweiz

https://de.wikivoyage.org/wiki/Portal:Schweiz

https://de.wikipedia.org/wiki/Schweiz

https://de.wikipedia.org/wiki/Welterbe_in_der_Sc hweiz

Landkarten, Bücher können Sie kaufen unter:
http://www.karten-shop.ch/liste.php?verlag=kuemmerly

Rad-Infos

In vielen Tälern ist oft wenig Platz für Bahn, Straße und Radfahrer. Viele Pässe sind nur im Sommer mit dem Rad befahrbar.

Radfahrer mit Anhänger dürfen Radwege nur benutzen, wenn sie andere Radfahrer nicht behindern. Der Anhänger darf bestimmte Abmessungen nicht überschreiten und muss mit gelben Rückstrahlern versehen sein.

In den Hochalpen ist der Sommer die beste Reisezeit. Etwas weiter in Tal ist auch das Frühjahr und der Herbst gut zum Radfahren geeignet.

Der Ausbau und die Beschilderung der Radwege ist sehr gut. Es gibt viele regionale und folgende nationale Routen:
Rhone-Route - Andermatt–Genève (Chancy)
Rhein-Route - Andermatt–Basel
Nord-Süd-Route - Basel–Chiasso
Alpenpanorama-Route - St. Margrethen–Aigle
Mittelland-Route - Romanshorn–Lausanne
Graubünden-Route - Chur–Thusis–Martina / Bellinzona
Jura-Route - Basel–Nyon
Aare-Route - Oberwald (Gletsch)–Koblenz
Seen-Route – Montreux–Rorschach

Fahrradclub
http://www.veloland.ch/de/veloland.html

Weitere Informationen finden Sie unter:
http://www.pro-velo.ch/de/

https://www.schweizmobil.org/schweizmobil/down loads/medien/veloland.html

http://www.veloland.ch/de/nationale-routen.html

https://de.wikivoyage.org/wiki/Veloland_Schweiz

http://www.adfc.de/adfc-reisenplus/ausland/europa-infos/schweiz/landeskunde-fuer-radler

Wander-Infos

https://de.wikivoyage.org/wiki/Wandern_in_der_Schweiz

http://www.myswitzerland.com/de-de/erlebnisse/wandern.html

Zertifizierte Wanderwege finden Sie unter:
http://www.wanderinstitut.de/premiumwege/schweiz/#top

Literaturempfehlungen

Baedeker Reiseführer
Schweiz
Verlag: Baedeker
ISBN: 9783829714556
http://www.baedeker.com/

Touristische Velokarte Schweiz
Maßstab: 1:301.000,
Kümmerly&Frey
ISBN: 978-3-259-00533-0

Videos

Suchen Sie unter
https://www.youtube.com/
nach Doku Schweiz und dann den Namen der für Sie
interessanten Region

Wunderland - Das Puschlav - Eine Reise durch die
Schweiz [Doku HD]
https://www.youtube.com/watch?v=gAe-wBjwsBY

3sat - Die Natur der Schweizer Doku (2014)
**https://www.youtube.com/watch?v=MmJnJWvpf5
o**

Spanien

Spanien ist besonders im Herbst, Winter und Frühjahr
ein lohnenswertes Reiseziel für Deutsche,
Österreicher und Schweizer, welche dem kalten
Wetter entfliehen möchten. Im Sommer ist es zu heiß
zum Radfahren und Wandern. Außerdem ist der
Sommer die Urlauber-Hochsaison für die
Einheimischen und Badetouristen.

Spanien ist bekannt für schöne Strände und
interessante Kultur. Doch in den spanischen
Hochgebirgen kann man auch wandern. Der
berühmteste Weg ist der Jakobsweg Camino Francés,
von den Pyrenäen bis nach Santiago de Compostela.
Der Jakobsweg Camino Francés ist UNESCO-
Welterbe. Welcher Weg kann sich noch mit diesem
Titel schmücken?

Außerhalb der Gebirge und der Nationalparks gehen die Spanier eher selten wandern, so dass die Wanderinfrastruktur stellenweise sehr lückenhaft ist.

Die Kanarischen Inseln vor Marokko gehören ebenfalls zu Spanien. Hier kann man ganzjährig sehr gut Radfahren und Wandern. Es ist eine Wandergegend, welche sich besonders im europäischen Winter sehr anbietet. Sie finden auf den Kanarischen Inseln schöne Wanderwege, einige Nationalparks und eine gute Infrastruktur für einen gelungenen Urlaub. Das Gleiche gilt für die spanischen Balearische Inseln im Mittelmeer, wie Mallorca.

Sehr schöne Reiseziele

- Pyrenäen (teilweise Nationalpark),
- Sierra Nevada (teilweise Nationalpark),
- Sierra de Guadarrama (teilweise Nationalpark),
- Rias Gallegas (Küstengebiet, Wassersport),
- Costa Verde (Küstengebiet, Wassersport),
- Costa Brava (Küstengebiet, Wassersport)

In Spanien gibt es sehr unterschiedliche Nationalparks. Auf dem Festland sehr gut zum Radfahren und Wandern geeignet sind die folgenden Nationalparks:
- Nationalpark Picos de Europa,
- Nationalpark Ordesa y Monte Perdido (Pyrenäen),
- Nationalpark Aigüestortes i Estany de Sant Maurici (Pyrenäen),
- Nationalpark Cabañeros,
- Nationalpark Sierra Nevada (Sierra Nevada),

- Nationalpark Sierra de Guadarrama

Auf den Kanarischen Inseln gibt es folgende sehr gut
zum Wandern geeignete Nationalparks:
- Nationalpark Teide,
- Nationalpark Caldera de Taburiente,
- Nationalpark Timanfaya,
- Nationalpark Garajonay

Sehenswerte Orte

- Ávila - Altstadt mit Stadtmauer (UNESCO-
  Weltkulturerbe), Kathedrale,
- Barcelona - Altstadt, Kathedrale, Sagrada Família,
- Burgos - Altstadt, Kathedrale,
- Cáceres - Altstadt (UNESCO-Weltkulturerbe),
  Kathedrale,
- Córdoba - Altstadt (UNESCO-Weltkulturerbe),
  Mezquita-Catedral, Römische Brücke,
- Donostia-San Sebastián - Altstadt, Kathedrale,
  Strandpromenade,
- El Escorial- Kloster- und Schlossanlage Real Sitio
  de San Lorenzo de El Escorial, Franco-Gedenkstätte
  Valle de los Caídos ,
- Granada - Alhambra, Altstadt (UNESCO-
  Weltkulturerbe), Kathedrale,
- Gibraltar (britische Halbinsel auf einem Felsen),
- Madrid - Palacio Real, Altstadt, Kathedrale,
- Montserrat - (Kloster auf einem Sandsteingebirge
  1200 m ü. NHN hoch)
- Ronda - Altstadt, Stierkampfarena, Kloster,
- Salamanca - Altstadt (UNESCO-Weltkulturerbe),
  Universität, 2 Kathedralen,
- Santiago de Compostela - Altstadt (UNESCO-

Weltkulturerbe), Kathedrale,
- Segovia - Altstadt (UNESCO-Weltkulturerbe), Kathedrale, Aquädukt, Alcázar,
- Sevilla - Altstadt, Kathedrale und Alcázar-Palast (UNESCO-Weltkulturerbe),
- Toledo - Altstadt und Kathedrale (UNESCO-Weltkulturerbe),

Links

Tourismusverein
http://www.spain.info/

Reiseinfos Auswärtiges Amt
http://www.auswaertiges-amt.de/DE/Aussenpolitik/Laender/Laenderinfos/0 1-Laender/Spanien.html

Weitere Infos finden Sie unter:
http://www.fremdenverkehrsamt.com/touristeninf ormation/spanien/index.html

http://www.lexas.de/europa/spanien/index.aspx

http://wikitravel.org/de/Spanien

https://de.wikipedia.org/wiki/Spanien

https://de.wikivoyage.org/wiki/Spanien

https://de.wikipedia.org/wiki/Nationalparks_in_Sp anien

https://de.wikipedia.org/wiki/Liste_des_UNESCO-Welterbes_(Europa)#S

Wander-Infos

Die Gran Recorrido oder katalanisch Gran Recorregut sind mit GR und mit Nummer gekennzeichnet. Eine Übersicht über dieses Wegenetz finden Sie unter:
http://www.fedme.es/

http://senders.feec.cat/

https://de.wikipedia.org/wiki/GR-Fernwanderwegenetz

Literaturempfehlungen

Baedeker Reiseführer Spanien
Verlag: Baedeker
ISBN: 9783829714594
http://www.baedeker.com/

Videos

Suchen Sie unter
https://www.youtube.com/
nach Doku Spanien und dann den Namen der für Sie interessanten Region

Spaniens Küsten und Strände Doku (2014)
https://www.youtube.com/watch?v=yfgwmosBwJo

Tschechien

Tschechien ist von Mittelgebirgen umgeben und damit relativ bergig und waldreich. In Tschechien gibt es viele gut markierte Rad- und Wanderwege und eine gut ausgebaute Rad- und Wanderinfrastruktur.

Von den Preisen für Übernachtung und Gaststätten werden Sie positiv überrascht sein. Der Preis beträgt hier meist nur die Hälfte des in Deutschland üblichen.

Sehr schöne Reiseziele

- Adersbacher Felsen,
- Altvatergebirge,
- Böhmerwald (teilweise Nationalpark Národní park Šumava),
- Böhmisches Paradies,
- Elbsandsteingebirge (teilweise Nationalpark Národní park České Švýcarsko),
- Erzgebirge,
- Mährischer Karst,
- Národní park Podyjí,
- Isergebirge,
- Riesengebirge (teilweise Nationalpark Krkonošský národní park)

Sehenswerte Orte

- České Budějovice - Altstadt, Kathedrale,
- Český Krumlov - Altstadt mit Schloss (UNESCO-Weltkulturerbe),
- Hluboká nad Vltavou - Schloss Hluboká nad Vltavou, Jagdschloss Ohrada

- Prag - Altstadt (UNESCO-Weltkulturerbe), Burg, Kathedrale,
- Karlovy Vary - Altstadt, Kurort,
- Karlštejn - Burg,
- Lednice - - Schloss (UNESCO-Weltkulturerbe),
- Mariánské Lázně - Altstadt, Kurort,
- Olomouc - Altstadt, Wenzelsdom, Dreifaltigkeitssäule (UNESCO-Weltkulturerbe),
- Vranov nad Dyjí - Schlossanlage, Altstadt

Links

Tourismusverein
www.czechtourism.com

Reiseinfos Auswärtiges Amt
http://www.auswaertiges-amt.de/DE/Aussenpolitik/Laender/Laenderinfos/0 1-Laender/TschechischeRepublik.html

Weitere Infos finden Sie unter:
http://www.lexas.de/europa/tschechien/index.aspx

http://wikitravel.org/de/Tschechien

https://de.wikipedia.org/wiki/Tschechien

https://de.wikivoyage.org/wiki/Tschechien

https://de.wikipedia.org/wiki/Liste_des_UNESCO-Welterbes_(Europa)#T

Rad-Infos

Die Radwege sind sehr gut ausgeschildert und besitzen alle eine Nummer. Jeder Wegweiser trägt die Nummer des entsprechenden Radweges.

In Großstätten ist es auch in Tschechien normal, vom Radweg abzukommen und sich zu verfahren.

Es gibt außerorts nur selten separate Radwege. Teilweise führen die gut ausgeschilderten Radrouten über normale Wanderwege, welch mit einem beladenen Touren-Rad kaum befahren werden können. Manchmal ist es daher besser den ausgeschilderten Radweg zu verlassen und auf einer Nebenstraße weiter zu fahren. Gut ausgebaut sind die meisten Routen von und nach Prag und der Elberadweg.

Für Radfahrer unter 18 Jahren besteht in Tschechien Helmpflicht.

Weitere Informationen finden Sie unter:

http://www.czechtourism.com/de/a/active-summer-cycling/

http://www.adfc.de/adfc-reisenplus/ausland/europa-infos/tschechische-republik/landeskunde-fuer-radler

Wander-Infos

Die Mittelgebirge Tschechiens sind eine ideale Wandergegend mit einer sehr gut ausgebauten Wander-Infrastruktur, vielen Gasthäusern, sehr guter Wegmarkierung,...

http://www.czechtourism.com/de/a/active-summer-walk/

Literaturempfehlungen

Baedeker Reiseführer
Tschechien
Verlag: Baedeker
ISBN: 9783829714747
http://www.baedeker.com/

Videos

Suchen Sie unter
https://www.youtube.com/
nach Doku Tschechien und dann den Namen der für Sie interessanten Region

Zu Gast bei unseren Nachbarn: Tschechien
https://www.youtube.com/watch?v=c2ORPiV6n9Q

Der Böhmerwald - Eine Wildnis mitten in Europa | Länder, Menschen, Abenteuer | Doku | NDR
https://www.youtube.com/watch?v=8ha-u8UTaqQ

Reisevorbereitung

Reiseziel festlegen

Die Dichte von Zeltplätzen ist auf einer Landkarte gut ersichtlich. Je weniger Zeltplätze es gibt, desto unattraktiver ist die Gegend für Touristen. An der Ostsee- und Nordsee-Küste finden Sie zum Beispiel viele Campingplätze.

Erkunden Sie auch die Gegend vor ihrer Haustür. Sie müssen nicht weit fahren um einen schönen Urlaub zu erleben.

Aktivitäten

Überfordern Sie ihren Körper nicht. Wenn Sie ihren Körper verschleißen und die Tour deshalb vorzeitig abbrechen müssen oder ihr Ziel nicht erreichen, dann haben Sie nichts gewonnen.

Bauen Sie Abwechslungen in die Tagesetappen ein. Ab und zu kleine Kultureinlagen (Stadtbesichtigung, Museumsbesuch,...) sind wichtig für Körper und Geist.

Gönnen Sie ihrem Körper Pausen. Wenn es sehr warm ist dann machen die Menschen in sehr warmen Gebieten Siesta (Mittagspause). Legen auch Sie sich bei großer Hitze über Mittag in den Schatten bevor Sie einen Sonnenstich bekommen. Hören Sie auf ihren Körper, bevor dieser streikt.

Die Natur ist stärker als der Mensch. Wenn die Rahmenbedingungen nicht stimmen, korrigieren Sie ihr Ziel. Bei extremen Wetterbedingungen ist es sinnvoller die Reiseplanung zu ändern als stur am Ziel festzuhalten.

Fahren oder Wandern Sie so wie es Ihnen gut tut. Der Weg ist das Ziel! Zu großer Zeitdruck ist der größte Spaßkiller. Dann wird die schönste Umgebung zur Last. Wenn Sie sich so bewegen wie es ihr Körper gut findet und wie es Ihnen Spaß macht, dann wäre dies optimal.

Reisezeit

Haben Sie das Reiseziel gefunden, so müssen Sie noch die Reisezeit festlegen.

Unter
https://www.wetter.com/
erhalten Sie auch einen Rückblick über das Wetter des letzten Jahres, an einem Ort ihrer Wahl.

Folgende Faustregeln sollten Sie beachten:

In Mitteleuropa ist das Frühjahr und der Herbst die beste Wanderzeit.

In den höheren Lagen der Alpen ist die beste Wanderzeit der Sommer. Die Berghütten öffnen meist erst im Juni oder Juli und schließen bereits im September. Für Wintergäste gibt es oft eine Notunterkunft ohne gastronomische Versorgung.

Meiden Sie im Hochsommer heiße Länder. In kühleren Ländern (z.B. Mittel- und Nordeuropa), werden Sie als Wanderer im Juli und August mehr Freude am Wandern haben.

Meiden Sie in der Hochsaison die allgemein überlaufenen Touristengebiete. Möchten Sie hier sehr kurzfristig irgendwo Übernachten, so kann dies in der Hochsaison schwierig und teuer werden.

Sollte es während der Tour im Zielgebiet sehr heiß werden, so machen Sie zur Mittagszeit eine Pause im Schatten. Gehen Sie am zeitigen Morgen und am Abend einen großen Teil der Strecke.

Sollte es stark regnen, so besuchen Sie ein Museum, eine Kirche oder ein Restaurant. Passen Sie sich an. Eine Tour mit Gewalt durchziehen bringt nichts. Seien Sie flexibel. Fahren Sie zur Not dorthin wo die Sonne scheint.

Ein vorher durchdachter Notfall-Plan (das Wetter ist eine längere Zeit sehr schlecht,...) ist sehr hilfreich um die Tour schnell umplanen zu können.

Wetter

Beachten Sie das Wetter. Die Natur ist stärker als der Mensch. Seien Sie flexibel und passen Sie sich dem Wetter an. Planen Sie nach einem Wettersturz neu. Es kann, besonders im Hochgebirge, lebensgefährlich sein die Tour in jedem Fall durchziehen zu wollen.

Einen Wetterwechsel können Sie an folgenden Anzeichen erkennen:
- intensives Morgenrot,
- plötzlich auffrischende Winde,
- stark abnehmender Luftdruck,
- näher kommendes Donnergrollen,
- Bildung großer Wolkentürme,
- Durchzug von Schichtwolken

Eine gute Wettervorhersage finden Sie im Internet unter:
http://www.wetter.com/
(Sie können hier auch vergangene Klimadaten abrufen, so dass Sie den optimalen Reisezeitpunkt für einen beliebigen Orte der Welt finden können.)

https://www.yr.no
(Die sehr gute graphische Anzeige der Daten in einem stündlich unterteilten Diagramm finden Sie auf der Webseite und in der App.)

http://www.wetteronline.de

http://www.wetterzentrale.de/topkarten/fsavnmge ur.html

Alpenwetter:
http://www.alpenverein.at/portal/wetter/index.php

Reisepartner

Wählen Sie die Reisepartner sorgfältig aus. Die schwächsten Mitglieder legen die Reisegeschwindigkeit der gesamten Gruppe fest. Kleine Gruppen kommen meist schneller vorwärts als große Gruppen.

In Europa stellt auch eine Solo-Tour kein Problem dar. Im Notfall können Sie jederzeit schnell Hilfe organisieren. Auf Zeltplätzen, in Berghütten oder Pilgerherbergen werden sie schnell Gleichgesinnte kennenlernen. Somit sind Sie auch bei einer Solo-Tour nicht wirklich allein. Sie werden genügend Menschen finden mit denen Sie sich austauschen können.

Reiseveranstalter

Die Angebote von Reiseveranstaltern sind eine gute Inspiration für Ihre nächste Tour. Stöbern Sie mal im Katalog oder im Internet. Ob Sie die Tour anschließend mit oder ohne Reiseveranstalter durchführen, das können Sie später entscheiden.

Links

Reiseveranstalter finden Sie unter:

https://urlaub.check24.de/

https://www.der.com/

https://www.thomascook.de/

https://www.first-reisebuero.de/

https://www.ab-in-den-urlaub.de/

Allgemeine Infos

Weitere interessante Informationen finden Sie unter:

weltweiter Reiseführer
https://wikitravel.org

weltweite Länderinformationen
https://www.lexas.de/

weltweites Lexikon
http://de.wikipedia.org
Viele Detailinformationen zu fremden Orten finden
Sie nur auf den Wikipedia-Seiten in der jeweiligen
Landessprache. Nutzen Sie die fremdsprachigen
Wikipedia-Seiten und lassen Sie sich die Seiten mit
Google-Übersetzer automatisch ins Deutsche
übersetzen (funktioniert mit Google-Chrome
problemlos).

weltweite Reiseinformationen
http://de.wikivoyage.org

weltweite Filme über viele Themen
https://www.youtube.com/

Infos zu Diabetes

Informationen zu Diabetes finden Sie unter:

http://www.deutsche-diabetes-gesellschaft.de/

http://www.diabetes-heute.de/

http://www.diabetesde.org/

http://www.diabetes-ratgeber.net/

http://www.diabetes-deutschland.de/

http://www.diabetesinfo.de/

http://www.diabetes-symposium.de

http://www.laufen-mit-diabetes.de/

Allgemeine Infos Radtour

Informationen zu Radtouren finden Sie unter:

http://www.adfc.de

http://radreise-wiki.de

http://www.bikemap.net

http://www.biroto.eu

http://www.ecf.com

http://www.rad-forum.de/

http://www.rad-reise-service.de/radreisen.html

http://www.fahrradbibliothek.de/

http://www.d-routen.de/

Tipps für schöne Radtouren

Tipps für schöne Radtouren finden Sie unter:

http://www.adfc-tourenportal.de

http://www.d-routen.de

http://www.rad-reise-service.de

http://www.radurlaub-online.de

http://www.velotours.de

http://www.radreisen-online.de

http://www.adfc.de/deutschland/adfc-qualitaetsradrouten/adfc-qualitaetsradrouten-mit-5-sternen

http://www.adfc.de/deutschland/adfc-qualitaetsradrouten/adfc-qualitaetsradrouten-mit-4-sternen

http://www.adfc.de/deutschland/adfc-qualitaetsradrouten/adfc-qualitaetsradrouten-mit-3-sternen

Allgemeine Infos Wandern

Informationen über das Wandern finden Sie unter:

http://adventure.nationalgeographic.com/adventure/trips/best-trails/

http://www.netzwerk-weitwandern.de/Basis-Infos.htm

http://www.wandern-aktiv.de

http://www.wanderbares-deutschland.de/

http://www.fernwege.de

https://www.traildino.de

http://www.wandern.de

http://www.weitwanderungen.de

https://www.outdoorseiten.net

http://www.derhuettenwanderer.de

https://de.wikipedia.org/wiki/Europ%C3%A4isch e_Fernwanderwege

http://www.wanderverband-norddeutschland.de/

http://www.era-ewv-ferp.com/de/startseite/

http://www.netzwerk-weitwandern.de/

http://trekkingforum.com/

http://www.bewaehrungsprobe.de/

Premiumwanderwege finden Sie unter:
http://www.wanderinstitut.de/premiumwege/

Qualitätswanderwege finden Sie unter:
http://www.top-trails-of-germany.de/

Online-Karte

Sie können die geplante Tour kostenlos im Internet anschauen und sich die geplante Tour dann auf ihr Smartphone herunterladen. Gute Internetseiten dazu sind:

https://de.mapy.cz/
(Planung für Wandern, Langlauf, Rad, Kanu, Auto, Öffentliche Verkehrsmittel,... mit Höhenprofil,...)

http://hikebikemap.org

http://openrouteservice.org/

http://www.openstreetmap.org/

Unter GoogleMaps
https://www.google.de/maps/
können Sie sich Bilder und weitere Informationen zur
verschiedenen Orten auf ihrer Route anschauen. Sie
erhalten so zahlreiche Zusatzinformationen zum Weg.

Weitere Informationen zum Weg und den
Sehenswürdigkeiten am Weg erhalten Sie mit Google
Earth. Mit diesem kostenlosen Programm können Sie
unter anderem 360°-Bilder von verschiedenen
Punkten auf ihrer Tour im Vorfeld anschauen.

So können Sie die Tour virtuell vorher abfahren und
wissen ganz gut welche Landschaft und welche
Sehenswürdigkeiten Sie erwartet.

Auslandsaufenthalt

Seien Sie neugierig. Der Aufenthalt in anderen
Ländern erweitert ihr Weltbild. Sie müssen die
Sprache des bereisten Landes nicht sprechen. Die
Verständigung mit Händen und Füssen ist bei gutem
Willen meist ausreichend. Wenn Sie etwas Deutsch
und Englisch sprechen reicht dies für einen normalen
Auslandsbesuch aus. Nett ist es wenn Sie "Guten
Tag" und "Danke" in der Landessprache sagen
können.

Reisen Sie in exotische Länder, so kann es hilfreich sein ein Bilderwörterbuch mitzuführen. Hier können Sie auf Bildern zeigen, was Sie benötigen. Dies erleichtert die Beschaffung lebenswichtiger Dinge.

Einreise in andere Länder

Für Deutsche, Österreicher und Schweizer genügt innerhalb des Schengenraumes der Personalausweis oder Reisepass zur Einreise. Im Schengenraum finden normalerweise keine Grenzkontrollen statt.

Reisen Sie in visumspflichtige Gebiete, so sollten Sie sich das Visa vor Reiseantritt besorgen.

Langzeitreisende, bei denen dies nicht möglich ist besitzen oft 2 Pässe. Einen Pass versenden Sie an die Botschaft eines Landes zur Erteilung eines zukünftig benötigten Visum. Mit dem anderen Pass reisen sie weiter. In diesem Pass sollte aber das Visum für das aktuell bereiste Land enthalten sein. Eine Verwechslung der Pässe kann hier zu größeren Problemen führen, da man ohne vorzeigbares gültiges Visum illegal im Land ist.

Siehe auch Auswärtiges Amt:
http://www.auswaertiges-amt.de/DE/Laenderinformationen/Uebersicht_Nav i.html

Schutzimpfungen

In einigen Ländern ist es notwendig vor Reiseantritt Schutzimpfungen durchzuführen. Manchmal ist die vorbeugende Mitnahme von speziellen Medikamenten sinnvoll.

Infos dazu finden Sie unter:
http://www.auswaertiges-amt.de/DE/Laenderinformationen/Uebersicht_Navi.html

https://www.fit-for-travel.de

http://www.auswaertiges-amt.de/DE/Laenderinformationen/05_Gesundheitsdienst/Uebersicht_node.html

Krankenversicherung

Für die Dauer einer normalen Urlaubsreise gilt Ihre normale Krankernversicherung.

Mit der Europäischen Krankenversicherungskarte (European Health Insurance Card - EHIC) können gesetzlich Krankenversicherte europaweit medizinische Leistungen erhalten. Die Europäischen Krankenversicherungskarte ist auf der Rückseite der gesetzlichen Krankenversicherungskarte aufgedruckt. Die Karte gilt in allen Ländern der EU sowie einigen weiteren europäischen Staaten.

Verreisen Sie über mehrere Monate so müssen Sie oft eine separate Krankenversicherung abschließen.

Arztbesuch

Im Normalfall müssen Sie den Arztbesuch im Ausland vorher bezahlen. Die Rechnungen können Sie sich zu Hause von Ihrer Versicherung erstatten lassen. Klären Sie wenn möglich die Kostenübernahme mit ihrer Versicherung vor der Behandlung ab (sinnvoll bei Krankenhausaufenthalt,...).

Sitten

Andere Länder andere Sitten. Beobachte Sie die Einheimischen und passen Sie ihr Verhalten an. Wenn Sie sich unsicher sind, fragen Sie nach. Verhalten Sie sich nicht stur. Seien Sie offen. Gerade die Andersartigkeit kann eine Bereicherung des Urlaubs sein.

Einkaufen

Die Öffnungszeiten der Geschäfte ist im Ausland meist liberaler geregelt als in Deutschland.

Große Supermärkte sind meist täglich geöffnet, auch Sonntags, manchmal sogar 7 Tage und pro Tag 24 Stunden.

Telefonieren

Wenn Sie sich im Ausland befinden und zu Hause anrufen wollen, so müssen Sie zuerst die gültige Ländervorwahl wählen. Anschließend müssen Sie die Ortsvorwahl ohne führende 0 eingeben und dann die Teilnehmerrufnummer. Für die im Handy gespeicherten Nummern bedeutet dies, dass diese nicht funktionieren, wenn die Ländervorwahl fehlt.

Speichern Sie alle Nummern in ihrem Mobiltelefon mit den Ländervorwahlen, dann haben Sie in Europa keine Probleme, wenn Sie außerhalb Ihres Heimatlandes telefonieren.

Das + bei Ländervorwahlen steht für 00. Da die Ländervorwahlen weltweit nicht einheitlich sind funktioniert dies nicht überall. In den USA müssen Sie beispielsweise die zweite 0 der Ländervorwahl durch eine 11 ersetzen.

Beispiel innerhalb der EU:

0049 Ländervorwahl (auch +49)

0311 Ortsvorwahl (führende 0 weglassen, wenn Ländervorwahl voransteht)

12345 Teilnehmerrufnummer (bleibt immer gleich)

zu wählende Nummer:

0049 311 12345

Vorwahlen

Die Vorwahlen für bestimmte Länder unterscheiden sich von Land zu Land. Erkundigen Sie sich nach den jeweilig gültigen Vorwahlen.

Wenn Sie innerhalb der EU nach Deutschland, Österreich und die Schweiz telefonieren wollen, so müssen Sie folgende Vorwahlen nutzen:

0049 für einen Anruf nach Deutschland,
0043 für einen Anruf nach Österreich,
0041 für einen Anruf in die Schweiz.

Wenn Sie von den USA nach Europa telefonieren wollen, so müssen Sie folgende Vorwahlen nutzen:

01149 für einen Anruf nach Deutschland,
01143 für einen Anruf nach Österreich,
01141 für einen Anruf in die Schweiz.

Mobil

Nutzen Sie ihre normale Mobilfunknummer im Ausland, so müssen Sie mit höheren Telefonkosten rechen. Dies gilt nicht in der EU. Wenn Sie im Ausland auf Ihrer (deutschen) Telefonnummer angerufen werden, so zahlen Sie, als Angerufener, die Auslandsgebühren. Der Anrufer kann ja nicht wissen, dass Sie gerade im Ausland sind. Der Anrufer hat ja aus (Deutschland) eine (deutsche) Mobilfunknummer gewählt.

Das Telefonieren in Ballungsgebieten ist mit einem neueren europäischen Handy heute weltweit möglich (auch in den USA,...). In abgelegenen Gebieten und im Gebirge haben Sie nicht immer eine Mobilfunkverbindung.

Um Kosten bei einem langen Auslandsaufenthalt zu sparen können Sie sich nach Ankunft eine Prepaid-Karte des Landes kaufen, in dem Sie länger verweilen. Durch die Möglichkeit der Nutzung kostenloser WLAN-Netze ist dies heute aber nicht unbedingt sinnvoll. Über das Internet können Sie auch telefonieren (WhatsApp, Skype,...) und so Kosten sparen.

Links

http://www.teltarif.de

Strom

In Europa kommt meist eine Spannung von 220 V und eine Frequenz von 50 Herz aus der Steckdose. Die äußere Form der Stromdosen ändert sich manchmal von Land zu Land (Italien,...). Dann benötigen einen Adapter damit die deutschen Stecker in die Steckdose passen.

In den USA und Kanada kommt aus der Steckdose ein Strom mit einer Spannung von 110 V und einer Frequenz von 60 Herz. Das europäische Gerät sollte mit der geringeren amerikanischen Spannung klar kommen. Wenn nicht, dann nimmt es wenigsten keinen Schaden durch Überspannung.

Die Autosteckdosen liefern weltweit, wie bei uns, 12 V. Die Bauform ist identisch. Nutzen Sie einen 12 V/USB Adapter zum Laden Ihrer mobilen Geräte,... Diesen Stecker können Sie weltweit benutzen.

Zeitzonen

In Europa gilt von Polen bis Spanien eine einzige Zeitzone (UTC+1). Bei der Reise durch Mittel- und große Teile Westeuropas müssen Sie damit niemals die Uhren verstellen (Ausnahme: Beginn und Ende Sommerzeit).

Bei der Einreise nach Großbritannien (UTC), Irland (UTC), Portugal (UTC) müssen Sie die Uhr eine Stunde zurück stellen.

In Bulgarien (UTC+2), Rumänien (UTC+2), Finnland (UTC+2), Litauen (UTC+2), Estland (UTC+2), Griechenland (UTC+2), Ukraine (UTC+2), Weißrussland (UTC+3), Russland (UTC+3) und der Türkei (UTC+2) müssen Sie die Uhr vorstellen.

Beachten Sie beim Verlassen der Zeitzone darauf, dass der Beginn und das Ende der Sommerzeit von Land zu Land unterschiedlich geregelt sein kann.

Die genaue Zeitverschiebung zu ihrem speziellen Ort, zu Ihrer speziellen Zeit, können Sie ermitteln über:

http://www.zeitverschiebung.net

Zollbestimmungen

Für Bargeld, Alkohol und Tabakwaren gibt es meist Begrenzungen in der Menge, welche zollfrei eingeführt werden darf.

In manche Länder, welche Sie aber nur per Schiff oder Flugzeug erreichen, dürfen Sie bestimmte Lebensmittel nicht einführen, um das Land vor Seuchen und Krankheitserregern zu schützen.

Siehe auch Auswärtiges Amt:
http://www.auswaertiges-amt.de/DE/Laenderinformationen/Uebersicht_Nav i.html

Straßenverkehrsregeln

Im Ausland gelten meist in etwa die gleichen Straßenverkehrsregeln wie in Deutschland. Einzelne Straßenverkehrsregeln können sich leicht von Land zu Land und Ort zu Ort ändern.

Fahren Sie vorsichtig. Erkundigen Sie sich nach größeren Abweichungen vom gewohnten Recht. Die Briten fahren auf der linken Seite, die Vorfahrt-Regelung Rechts vor Links gilt oft nicht,...

Unterschiedlich für Radfahrer ist die Helmpflicht und das Tragen von Warnwesten geregelt. Nehmen Sie beides mit und beobachten Sie das Verhalten der Einheimischen.

In manchen Ländern ist die Nutzung von
Fahrradanhängern nicht gestattet.

Übersetzungen

Smartphone-Apps

Eine sehr gutes Übersetzungsprogramm für das
Smartphone ist:

- **Google Übersetzer**

Installieren Sie zusätzlich das entsprechende
Sprachpaket für die Offline-Nutzung. Sie erhalten,
wenn gewünscht, neben dem geschrieben übersetztem
Wort auch die richtige Aussprache über den
Lautsprecher oder den Kopfhörer vorgelesen.
Zusätzlich ist es möglich Text zu fotografieren und
die Schrift auf dem Foto übersetzen zu lassen. Für die
Übersetzung von Schrift im Foto ist eine
Internetverbindung erforderlich.

Online-Wörterbücher

Auf folgenden Internetseiten können Sie Texte oder
einzelne Wörter in sehr viele Sprachen übersetzen
lassen:

https://translate.google.de/

http://www.online-translator.com/

https://www.dict.cc/

Versicherungen

Auslandskrankenversicherung

Die Auslandskrankenversicherung ist ein Zusatz zur normalen Krankenversicherung und deckt einen Teil der Kosten ab welche von der normalen Krankenversicherung im Ausland nicht übernommen werden.

Fragen Sie ihre normale Krankenversicherung, welche Kosten diese an Ihrem Reiseziel nicht übernimmt.

Schätzen Sie das Risiko für Ihre Situation ab. Die Versicherung kostet zwischen 10 bis 20 Euro pro Jahr.

Oft wird der Rücktransport ins Heimatland von der normalen Krankenversicherung nicht übernommen. Beachten Sie, dass diese Risiken oft über Vereinsmitgliedschaften abgesichert sind (Alpenverein,...). In diesem Fall wäre ein doppelter Versicherungsschutz unsinnig.

Beachten Sie, dass bei einer normalen Auslandskrankenversicherung die Dauer Ihres Versicherungsschutzes durch diese Versicherung begrenzt ist (z.B. 6 Wochen).

Links

http://de.wikipedia.org/wiki/Auslandskrankenvers icherung

Haftpflichtversicherung

Ihre normale Haftpflichtversicherung von zu Hause sollte auch im Ausland gelten. Hier brauchen Sie also keine zusätzliche Versicherung abschließen.

Reisegepäckversicherung

Auf diese Versicherung können Sie im Normalfall verzichten. Im Fall eines Diebstahls wird die Versicherung ihnen unterstellen, dass Sie nicht richtig auf die Sachen aufgepasst haben. Lesen Sie sich die Versicherungsbedingungen sehr genau durch bevor Sie einen solchen Vertrag abschließen. Oft ist das Reisegepäck über die Hausratversicherung versichert.

Übernachtungen

Sie sollten sich vor der Tour entscheiden wo Sie übernachten wollen.

Berghütten, Pensionen und Hotels kann man meist wenige Tage vor Ankunft per Telefon oder Internet reservieren.

Für die Übernachtung in Berghütten benötigen Sie einen Hüttenschlafsack, bzw. einen Bettbezug in den Sie sich hineinlegen. Bettwäsche erhalten Sie in den Berghütten meist nicht.

Das Internet bietet eine sehr gute Hilfe beim Buchen preiswerter Quartiere. Die folgenden Links können Ihnen helfen eine Unterkunft zu finden:

Pensionen,...

http://www.booking.com/

http://www.hotelkatalog24.de/

http://www.opodo.de/

http://www.lastminute.de/

http://www.tripadvisor.de/

http://www.tourist-online.de/

https://www.airbnb.de/

http://www.interhome.de/

http://www.e-domizil.de/

http://www.interchalet.de/

http://www.atraveo.de/

Jugendherbergen

Im Normalfall müssen Sie Jugendherbergsmitglied werden um in einer Jugendherberge übernachten zu können. Für ein Jahr Mitgliedschaft zahlen Sie im deutschen Jugendherbergsverband pro Familie 27 Euro für die Mitgliedschaft.

http://www.jugendherberge.de/

https://www.hihostels.com

http://www.hostels.com

https://www.hostelsclub.com

https://www.herbergen.com

Naturfreundehäuser

http://www.naturfreunde.de/haeuser/suche

Berghütten

Als Mitglied einer Alpenvereinssektion bekommen Sie eine Ermäßigung bei der Übernachtung. Im Durchschnitt beträgt die Ermäßigung etwa 10 Euro pro Nacht. Der Mitgliedsbeitrag für die erste Person beträgt etwa 100 Euro pro Jahr.

Deutschland:
https://www.alpenverein.de/DAV-Services/Huettensuche/

Österreich:
http://www.alpenverein.at/portal/berg-aktiv/huetten/index.php

Schweiz:
http://www.sac-cas.ch/unterwegs/tourenplanung/huette-suchen.html

Italien:
https://www.alpenverein.it/de/berg-wanderfreunde/avs-h%C3%BCtten/avs-schutzh%C3%BCtten-biwaks-96.html

Frankreich
https://www.ffcam.fr/rerchercher_refuge_chalet.ht ml

Wenn Sie nicht in Berghütten, Pensionen und Hotels schlafen wollen, so können im Biwaksack nahezu überall schlafen. Ein Zelt erhöht den Luxus etwas, man ist vor Insekten und Nässe besser geschützt, aber das Zelten ist meist nicht überall gestattet. Wenn Sie aber bei Einbruch der Dunkelheit das kleine Zelt, abseits von menschlicher Besiedlung, in einem Busch oder Wald aufbauen und am Morgen schnell wieder abbauen haben Sie im Normalfall kein Problem. Es wird Sie niemand in der Nacht in ihrem Zelt stören.

Nehmen Sie eine leichte Luftmatratze (meist besser als Isomatte) und einen der Temperatur angepassten Schlafsack mit auf die Tour. Schön ist ein möglichst leichtes Zelt.

Nehmen Sie genügend Wasser für die Übernachtung mit. Sie brauchen etwas zum Waschen und zum Trinken.

Camping

Auf ausländischen Campingplätzen gibt es sehr oft feste Bungalows, welche Sie mieten können. Sie benötigen also nicht zwingend ein Zelt um auf einem Campingplatz übernachten zu können.

Planen Sie beim Fahrradtransport, wenn Sie das Zelt nicht auf dem eigenen Rücken tagelang über Berge tragen müssen, ein etwas größeres Zelt ein. Ideal ist ein Zelt welches eine Person größer ist als benötigt. Wenn 2 Personen im Zelt schlafen nehmen Sie ein 3-Personen-Zelt mit. Dann haben Sie genügend Platz für ihr Gepäck im Zelt und etwas mehr Bewegungsfreiheit im Zelt, was vor allem bei schlechtem Wetter sehr vorteilhaft ist. Dann können Sie sich bei Regen im Zelt auch umziehen.

Achten Sie beim Zelt darauf, dass dieses aus Außenzelt und Innenzelt besteht. Besteht das Zelt nur aus einer Hülle, so ist es zwar leicht, doch ist ihr Schlafsack jeden Tag durch Kondenswasser im Zeltinneren feucht.

Das Innenzelt sollte nicht aus Baumwolle bestehen, da Sie das Zelt oft im feuchten Zustand transportieren müssen und Baumwolle und andere natürliche Stoffe dann anfangen zu stocken und zu schimmeln. Kunstfasern sind hier besser.

Die Vorreservierung eines Campingplatzes ist nur im Ausnahmefall (Himmelfahrt, Pfingsten, sehr große Gruppe,...) notwendig. Die folgenden Links können Ihnen helfen einen Campingplatz zu finden:

http://www.campingplatz.de/

https://www.camping.info/

https://www.getacamp.com

Die Smartphone-App MapFactor ermöglicht es nach Campingplätzen in der aktuellen Umgebung zu suchen. Laden Sie sich vor Reiseantritt die benötigten Landkarten dazu auf das Smartphone. Damit funktioniert dies auch ohne Handyempfang.

Dachgeber

Kostenlose Übernachtungsmöglichkeit auf Gegenseitigkeit finden Sie unter:

https://dachgeber.de/

https://de.warmshowers.org/

Geld

Kreditkarte

Die Mitnahme einer Kreditkarte ist sinnvoll. Diese ist zwingend notwendig bei der Ausleihe eines Mietwagens oder oft bei einer Hotelreservierung. Verlassen Sie sich nicht nur auf eine Kreditkarte. Das Kreditkartenlimit ist schnell erreicht (Kaution für Mietwagen,...).

Bargeld

Fahren Sie in ein NICHT-EURO-Land, so besorgen Sie sich erst NACH der Einreise an einem Geldautomaten die einheimische Währung. Wählen Sie dabei NICHT die Option in Euro umrechnen. Oft bekommen Sie durch diese Option den extrem schlechten Umrechnungskurs des Geldautomaten-Betreibers.

Western Union

Falls Sie bestohlen werden und plötzlich keine Kreditkarten, kein Bargeld,... mehr haben, so können Sie sich über Freunde in der Heimat Geld per Western Union zusenden lassen.

Der Freund zu Hause geht zur Post (zur Western Union-Filiale) gibt das Geld ab, sagt ihnen per Telefon die Transaktionsnummer und Sie können mit dieser Transaktionsnummer das Geld bei einer Western Union-Filiale an Ihrem Urlaubsort abholen. Es gibt weitere Möglichkeiten zur Bezahlung und Geldabholung. Siehe dazu:
http://www.westernunion.de

Wechselkurs zum Euro

Den aktuellen Wechselkurs sollten Sie vor Reiseantritt abfragen unter:
http://www.finanzen.net/waehrungsrechner

Offizielle Seite der EZB:
http://www.ecb.europa.eu

Anreise

Flugzeug

Buchen Sie die Flugtickets mindestens 6 Wochen im voraus. Wenige Tage vor der Abreise werden die Tickets meist immer teurer.

Fliegen Sie in der Woche. Montagmorgen, Freitagabend und Sonntagabend sind die Flugzeuge mit Geschäftsreisenden sehr gut ausgelastet.

Wählen Sie einen Flug am Vormittag um Verspätungen, welche sich im Tagesverlauf aufbauen, zu umgehen.

Vergleichen Sie verschiedene Flughäfen. Kleinere Flughäfen verlangen oft niedrigere Steuern und Abgaben.

Organisieren Sie die An- und Abreise zum Flughafen im voraus. Eventuell müssen Sie Bahn- oder Bustickets vorher kaufen. Diese sind einige Wochen vor Reiseantritt meist günstiger.

https://www.google.de/flights/
Das Gute an der Google/flights-Seite ist, dass Alternativverbindungen (anderes Datum, anderer Abflugort oder Ankunftsort) leicht überschaubar angezeigt werden, so dass es einfacher ist einen günstigen Flug zu finden.

http://www.airline-direct.de/

http://www.opodo.de/fluege/

Bahn

Die Anreise mit der Bahn kann sehr entspannt sein. Erkundigen Sie sich vor Reiseantritt über die Fahrzeiten und den Preis.

Fahrplanauskunft international:
http://www.goeuro.de/

http://fahrplan-online.de/

Den Fahrplan der Deutschen Bahn finden Sie unter:
http://www.fahrplanauskunft.de/bin/query.exe/d

Günstige Bahn-Fahrkarten-Angebote, für
ausländische Ziele, für alle Altersklassen, finden Sie
unter:
https://www.interrail.eu/de

Bus

Mit dem Bus können Sie an viele weiter entfernt
liegende Ziele preiswert und schnell gelangen. Die
entsprechenden Verbindungen finden Sie unter:

https://shop.flixbus.de/
(Das Fahrrad im Feld Fahrgäste/Fahrräder direkt bei
der Buchung des Busses eingeben!)

https://www.eurolines.de/de/startseite/

https://www.busliniensuche.de/

Mietwagen

Bei Billiger-Mietwagen ist eine kostenlose Vollkasko
automatisch enthalten. Dies ist ein großer Vorteil zu
anderen Mietwagenportalen. Im Fall eines Unfalls
müssen Sie den Schaden entsprechend Mietvertrag
erst einmal bezahlen. Billiger-Mietwagen erstatten
Ihnen den Betrag aber nach 2 Monaten zurück.
https://www.billiger-mietwagen.de/

http://www.opodo.de/mietwagen/

http://www.rentalcars.com/

Outdoor-Tipps

Viele Outdoor-Tipps finden Sie unter:

https://www.outdoorseiten.net

http://www.bewaehrungsprobe.de/Outdoor-Wissen

http://www.netzwerk-weitwandern.de/Uebersicht.htm#Top

Youtube-Filme von Johan Skullman:
https://www.youtube.com/playlist?list=PL543E9F FAF1FAA866

Mangelerscheinungen

Bei starker, länger andauernder körperlicher Aktivität verbrauchen Sie Mineralstoffe und andere wichtige Stoffe viel stärker als im Normalfall. Bei normaler Ernährung und normaler Bewegung haben Sie solche Symptome vielleicht noch nie an sich beobachtet. Oft ist es sehr sinnvoll möglichst zeitig etwas gegen diese ungewöhnlichen Symptome zu unternehmen. Mineralstofftabletten bekommen Sie einfach und unkompliziert in sehr vielen Lebensmittelläden.

Reichern Sie damit ihr Trinkwasser an und die Muskelkrämpfe oder ihre Erschöpfungserscheinungen verschwinden hoffentlich wieder. Sie können unter diesen Bedingungen meist nur dies oder jenes Ausprobieren und warten ob eine Besserung eintritt. Eine genaue Analyse der Blutwerte,... ist unter den Bedingungen einer längeren Tour, fernab der Heimat, kaum möglich. Zu Hause sollten Sie einen Arzt konsultieren, wenn sich keine Besserung einstellt. Gönnen Sie sich im Bedarfsfall ein paar Tage Ruhe. Essen und Trinken Sie in der Zeit reichlich, so dass der Körper die Möglichkeit hat eventuelle Defizite auszugleichen.

Ein sehr guter Lieferant vieler wichtiger Stoffe sind Nüsse. Bauen Sie diese in ihre Ernährung bei längerer sportlicherer Aktivität ein. Eine Mangelernährung, um eventuell eine Gewichtsreduktion zu erreichen, wirkt sich natürlich auch auf ihr Leistung negativ aus. Sollten Sie Wert auf eine stabile sportliche Leistung legen, so sollten Sie während ihrer Tour nicht hungern.

Im folgenden werden einige der wichtigsten Mangelerscheinungen bei langen und starken sportlichen Aktivitäten und die Therapie dagegen vorgestellt. So können Sie im Bedarfsfall schnell und einfach reagieren. Viele längere Touren wurden schon durch unerklärliche Erschöpfungszustände abgebrochen. Oft lag nur ein Flüssigkeits- oder Mineralstoffmangel, hervorgerufen durch extremes schwitzen, über eine längere Zeit vor.

Flüssigkeitsmangel

Flüssigkeitsmangel erkennen Sie unter anderem an Müdigkeit, Kopfschmerzen und Konzentrationsschwierigkeiten. Bei Hitze und gleichzeitiger körperlicher Anstrengung ist die Gefahr für Hitzeerschöpfung und Hitzschlag hoch. Der Körper kann die Temperatur durch Schweißabsonderung nicht ausreichend regulieren. Trinken Sie bei Hitze und körperlicher Anstrengung wesentlich mehr als die empfohlenen 2 Liter pro Tag. Machen Sie zur Mittagszeit eine längere Pause im Schatten, so wie es die Menschen in heißen Ländern schon seit Jahrhunderten tun. Kühlen Sie sich unter einem Wasserhahn immer mal ab. Frei zugängliche Wasserhähne finden Sie meist auf dem Friedhof. Und Friedhöfe gibt es in nahezu jedem Dorf. Fahren Sie bei großer Hitze in den Morgen- und Abendstunden einen großen Teil der Strecke.

Links

https://www.toppharm.ch/krankheitsbild/fluessigkeitsmangel

Zinkmangel

Allgemeine Symptome für Zinkmangel sind Müdigkeit, Schwäche, Antriebslosigkeit und Erschöpfung. Bei starkem Schwitzen haben Sie einen erhöhten Bedarf an Zink.

In Apotheken, Drogerien oder Supermärkten erhalten Sie frei verkäufliche Nahrungsergänzungsmittel gegen Zinkmangel. Es gibt Zink als Dragees, Filmtabletten, Brausetabletten und Kapseln. Eine Überdosierung macht sich durch Kopfschmerzen, einem metallischen Geschmack im Mund, sowie durch Übelkeit, Erbrechen und Durchfall bemerkbar.

Links

https://www.meine-gesundheit.de/krankheit/krankheiten/zinkmangel

Magnesiummangel

Symptome für Magnesiummangel sind unter anderem Krämpfe, Müdigkeit, Schwäche, Kopfschmerzen und Schwindel. Magnesiummangel kann bei bei starker körperlicher Aktivität auftreten. Diesen können Sie durch zusätzliche Aufnahme von Magnesium in Form von Magnesium-Tabletten oder -Pulver beseitigen. Magnesium-Tabletten erhalten Sie meist auch in Lebensmittelläden. Mischen Sie die Tabletten wie vorgeschrieben in ihr normales Trinkwasser und trinken Sie dieses ganz normal über den Tag verteilt. Eine gute Nebenwirkung ist meist, dass das Wasser etwas besser schmeckt wie normales vielleicht etwas warmes Leitungswasser. Dadurch trinken Sie mehr, was bei starkem Schwitzen dem Flüssigkeitsmangel vorbeugt. Beim gesunden Menschen wird zu viel Magnesium über den Urin ausgeschieden. Übertreiben Sie die Magnesium-Zufuhr trotzdem nicht.

Symptome für Magnesium-Überschuss sind unter anderem Durchfall, Übelkeit und Erbrechen, Muskelschwäche und verminderte Belastbarkeit.

Links

https://www.meine-gesundheit.de/krankheit/krankheiten/magnesium mangel

Calciummangel

Symptome für Calciummangel sind zum Beispiel Muskelkrämpfe, Erschöpfungserscheinungen und starke Erregbarkeit. Calcium-Tabletten, möglichst mit Vitamin D, erhalten Sie meist auch in Lebensmittelläden. Übertreiben Sie die Calcium-Zufuhr nicht. Calcium-Überschuss kann Antriebslosigkeit und Depressionen auslösen.

Links

https://www.meine-gesundheit.de/krankheit/krankheiten/calciumman gel

Kaliummangel

Der Körper benötigt Kalium, um aus Kohlenhydraten Energie zu gewinnen.

Kaliummangel führt daher zu Herzrhythmusstörungen und Muskelschwäche. Ursache für Kaliummangel kann starkes Schwitzen, Erbrechen oder Durchfall sein. Eine Überdosierung kann zu Muskelkrämpfen, Muskelschwäche und Herzrhythmusstörungen führen.

Links

https://www.meine-gesundheit.de/krankheit/krankheiten/kaliummangel

Eisenmangel

Eisen spielt eine wichtige Rolle bei der Bildung des roten Blutfarbstoffs Hämoglobin, welches für den Sauerstofftransport verantwortlich ist. Symptome für Eisenmangel sind unter anderem Kopfschmerzen, Müdigkeit und Reizbarkeit. Normalerweise bekommen Sie einen Eisenmangel durch Blutverlust, aber nicht durch körperliche Anstrengung. Übertreiben Sie die Eisen-Zufuhr nicht. Eine Überdosierung kann tödlich enden.

Links

https://www.meine-gesundheit.de/krankheit/krankheiten/eisenmangel

Jodmangel

Jodmangel zählt zu den häufigen Mangelerkrankungen in Deutschland. Der Bedarf an Jod wird jedoch durch starke körperliche Betätigung nicht wesentlich beeinflusst. Sichtbares Zeichen anhaltenden Jodmangels ist eine vergrößerte Schilddrüse. Durch eine Schilddrüsenfehlfunktionen kann eine abnehmende Leistungsfähigkeit oder eine schnelle Gewichtsabnahme hervorgerufen werden. Übertreiben Sie die Jod-Zufuhr nicht. Eine Überdosierung kann tödlich enden.

Links

https://www.meine-gesundheit.de/krankheit/krankheiten/jodmangel

Vitaminmangel

Vitamine haben sehr verschiedene Aufgaben im Körper. Symptome für einen Folsäuremangel sind Erschöpfung, Müdigkeit und Konzentrationsschwierigkeiten. Vitamin D-Mangel führt zu Müdigkeit und zu reduzierter Muskelspannung. Durch die Bewegung an der Sonne wird aber Vitamin D durch den Körper selbst gebildet. Im Normalfall sollten Sie bei starker körperlicher Anstrengung regelmäßig Obst und Gemüse essen. Damit ist eine Aufnahme von Vitaminen in Tablettenform nur im Ausnahmefall sinnvoll.

Multivitaminpräparate finden Sie in vielen Lebensmittelläden. Im Bedarfsfall testen Sie dies einfach aus. Eine Überdosierung sollten Sie aber langfristig vermeiden.

Links

https://www.trinkkost.de/vitaminmangel-symptome-die-haeufigsten-maengel-erkennen/

https://www.meine-gesundheit.de/krankheit/krankheitsgebiete/vitaminmangel

Ausrüstung

Je weniger Ausrüstung Sie mitnehmen wollen oder können, desto mehr Geld benötigen Sie auf der Reise. Wägen Sie vorher ab was Sie mitnehmen können und wie viel Sie unterwegs kaufen möchten. Viele Menschen setzen sich ein Budget für die Reise. Damit sind die Ausgaben pro Tag auf einen bestimmten Geldbetrag festgelegt. Hieraus ergibt sich dann die Art der Übernachtung und die Verpflegung.

Die Preise für Übernachtungen, Dienstleistungen und Lebensmittel schwanken von Land zu Land und Ort zu Ort und von Nebensaison zu Hochsaison sehr stark. In Osteuropa zahlen Sie beispielsweise für Übernachtung und Essen im Gasthaus nur etwa die Hälfte des in Deutschland üblichen Preises. Für Lebensmittel im Supermarkt bezahlen Sie etwa den gleichen Preis. Die Preise in West- und Nordeuropa, sowie in Nordamerika sind meist höher als in Deutschland. In der Hochsaison steigen die Preise. Der doppelte Preis des in Deutschland normalen Preises ist sehr schnell erreicht.

Zusätzlich müssen Sie prüfen ob es eine freie Übernachtungsmöglichkeit ihrer Wahl gibt.

Je weiter Sie in die Wildnis vordringen, desto sinnvoller wird es ein Zelt oder Biwaksack mitzunehmen. Mit einem Zelt oder Biwaksack sind Sie frei. Auch im Kopf! Zur Not finden Sie immer einen Platz für die Nacht. Für eine Nacht können Sie fast überall bleiben.

Diese Freiheit und Unabhängigkeit spricht sehr stark für die Übernachtung im Zelt oder Biwaksack. Aber dies bedeutet auch Schlafsack und Matratze mitnehmen, also wesentlich mehr Gepäck zu transportieren.

Eine Übernachtung auf einem Zeltplatz in Deutschland kostet für eine Person etwa 10 Euro pro Nacht. Für mehrere Personen in einem Zelt wird es pro Person günstiger. Eine Übernachtung für 30 Euro in einer Pension oder in einem Hotel für eine Person und eine Nacht ist meist nur in einer Jugendherberge für diesen Preis zu bekommen. Ähnliches gilt für Lebensmittel. Wenn Sie Frühstück, Mittag und Abend in einem Gasthaus einnehmen, so müssen Sie nur eine kleine Notration an Lebensmitteln transportieren. Wenn Sie aber alle Mahlzeiten in einem Supermarkt einkaufen und auf einen Gasthausbesuch verzichten, so sparen Sie zwar viel Geld aber Sie benötigen die Möglichkeit die eingckauften Lebensmittel zu transportieren. Dies müssen Sie bei Reiseantritt einplanen.

http://www.ortlieb.de/p-liste.php?ptyp=packsack&lang=de
Planen Sie etwas Volumen im Gepäck für unvorhergesehene Dinge. Sei es, dass Sie die nassen Sachen nicht so eng packen wollen wie eigentlich üblich. Sei es, dass Sie etwas mehr Lebensmittel einkaufen müssen, weil am nächsten Tag kein offener Lebensmittel-Laden erreicht werden kann,... An normalen Tagen sollten 2 Liter Wasser zum Trinken reichen. An sehr heißen Tagen benötigen Sie auch mal 4 Liter Wasser und mehr. Dies sind gleich ein paar Kilo mehr Gewicht auf dem Rücken.

Eine vollständige Liste der Dinge, welche Sie mitnehmen sollten finden Sie im Kapitel "Ausrüstung/Packliste".

Verpflegung

In Mitteleuropa können Sie davon ausgehen, dass Sie ab und zu an einem Lebensmittelladen vorbeikommen. Damit ist der Transport von Lebensmittel für eine längere Zeit nur in besonderen Fällen notwendig. Beispielsweise sind am Sonntag in Deutschland fast alle Lebensmittel-Läden geschlossen. Im Gebirge oder in Skandinavien ist die Dichte der Lebensmittel-Läden eher klein,... Gasthäuser gibt es aber vielerorts in großer Menge, so dass Sie eigentlich immer etwas zu essen bekommen sollten.

Oft stellt sich die Frage ob ein Kocher und Kochgeschirr mitgenommen werden muss. Im Sommer ist dies oft nicht unbedingt notwendig. Im Winter benötigen Sie aber mindestens warmen Tee. Da ist der Kocher meist unverzichtbar, wenn Sie nicht in einer Pension/Hotel übernachten.

Essen

Im Sommer ist es nicht zwingend notwendig warm zu essen. Mit Brot, Käse, Wurst, Obst und Gemüse können Sie sich gesund und ausreichend ernähren. Die Mitnahme eines Kochers zur Essenszubereitung ist im Normalfall im Sommer verzichtbar.

Essen Sie außerhalb von Europa und Nordamerika nur Gebratenes, Gegartes oder Gebackenes. Meiden Sie rohe Obst- und Gemüsesalate, da das Obst und Gemüse eventuell mit verunreinigtem Wasser abgewaschen wurde.

Diese Verhaltensregeln schränken Sie zwar ein, doch ein starker Durchfall schränkt Sie wesentlich stärker ein.

Sie können die Verschmutzung des Wassers an der allgemeinen Sauberkeit im Land erahnen und das Risiko abschätzen.

Getränke

Sauberes Trinkwasser bekommen Sie in Europa und Nordamerika aus nahezu jedem Wasserhahn. Trinkwasserzapfstellen finden Sie an Tankstellen, in Gasthäusern, Pensionen, Hotels, auf dem Friedhof und auf Campingplätzen. Lassen Sie das Wasser aus dem Wasserhahn vor dem Abfüllen in die Flasche so lange weglaufen bis das abgestandene Wasser aus der Leitung weg ist. Sie merken dies an der Temperatur des Wassers. Das frische Wasser ist kalt.

Sie können auch an jeder Tür klingeln und werden fast immer Wasser bekommen. Nutzen Sie dieses Trinkwasser zum Trinken und Kochen. Wenn Ihnen normales Trinkwasser nicht schmeckt, so gibt es Brausetabletten und ähnliche Geschmackspulver um dem Wasser einen anderen Geschmack zu geben.

Im Winter benötigen Sie warme Getränke und einen Thermosbehälter zum Transport. In diesem Fall ist ein Kocher wichtig, wenn Sie nicht in einer festen Unterkunft übernachten.

Reisen Sie in die Wildnis und müssen Oberflächenwasser zum Trinken nutzen, so ist es sinnvoll dies vorher zu filtern und abzukochen. Auch in diesem Fall sollten Sie einen Kocher einpacken. Als Alternative zum Kocher bietet sich in der Wildnis ein kleines Holzfeuer an. Hierfür sollten Sie Trockenspiritus oder ähnliches mitnehmen um das Feuer schnell und einfach zu entzünden. Sollte ausnahmsweise mal kein trockenes Holz vorhanden sein, so kann man das Wasser auch mit Trockenspiritus zum Kochen bringen.

Außerhalb von Europa und Nordamerika sollten Sie möglichst nur industriell abgepacktes Wasser trinken. Vermeiden Sie hier auch Eiswürfel aus eventuell verunreinigtem Wasser. Kochen Sie in solchen Ländern auch das Zahnputzwasser vorher ab. Die Tatsache, dass die einheimische Bevölkerung das dreckige Wasser einfach ungekocht trinkt sollte Sie nicht veranlassen das dreckige Wasser ebenfalls ungekocht zu trinken. Unser Verdauungssystem entspricht nicht dem der dortigen Bevölkerung.

Wasserentkeimungstabletten (auf Basis von Chlor,...) macht undefiniertes Wasser ohne kochen trinkbar. Die Bakterien im Wasser werden durch die Chemie abgetötet. Kaufen Sie vor der Reise ein paar dieser Tabletten und setzen Sie diese im Notfall ein.

Oberflächenwasser

Sollten Sie kein Trinkwasser finden, so können Sie auch Oberflächenwasser trinken. Das Oberflächenwasser müssen Sie aber vor dem Verzehr filtern und abkochen, da dies sehr stark durch Bakterien, Viren,... verunreinigt sein könnte.

Filtern Sie Oberflächenwasser durch einen gekauften oder selbst gebauten Filter. Anschließend sollten Sie das Wasser abkochen.

Für den Bau eines Wasserfilters benötigen Sie:

Plastikflasche
Ersetzen Sie Plastikflasche eventuell durch eine leere Büchse, eine Tüte,...

Das Behältnis muss unten ein kleines Loch haben wo das gefilterte Wasser hinauslaufen kann. Oben soll ein großes Loch im Behälter sein, damit Sie dort das zu filternde Wasser hineinschütten können.

Bei einer Plastikflasche können Sie den Boden abschneiden, dies ist der oberste Teil des Filters. In den ehemaligen Verschluss der Flasche machen Sie ein kleines Loch. Dort läuft dann das gefilterte Wasser ab.

Holzkohle
Sie können die Holzkohle vom Lagerfeuer nutzen. Mahlen Sie die Kohle zwischen 2 Steinen zu Pulver.

Sand
Dient zum Filtern von kleinen Schwebeteilchen,...
und sollte möglichst sauber sein.

Stoff
Ersetzen Sie den Stoff eventuell durch Stroh, Watte,
Filz,...

Der Stoff dient zum Trennen der Filterschichten.

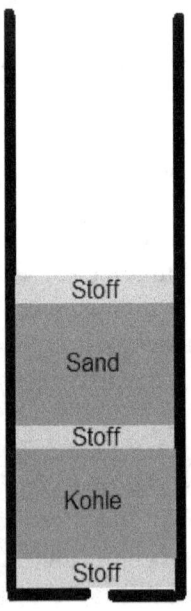

Waschen Sie alle Teile (Kohle, Sand, Stoff,...) vor
dem Zusammenbau mit Wasser aus, bis sich das
Wasser nicht mehr verfärbt.

Füllen Sie in die Plastikflasche die Materialien Schichtweise ein und verdichten diese etwas (mit einem Stock,...)

Legen Sie zuerst Stoff ein. Dies soll verhindern, dass die darüber liegende Kohle aus dem Filter ausgespült wird.

Füllen Sie dann die klein gemahlene und gewaschene Kohle ein. Die Kohle reinigt des Wasser durch chemische Reaktionen.

Legen Sie jetzt Stoff ein um zu verhindern, dass der darüber liegende Sand sich mit der Kohle vermischt.

Füllen Sie jetzt den Sand ein. Dieser soll Schwebeteilchen,... zurückhalten.

Legen Sie Stoff ein. Der Stoff soll die darunterliegende Sandschicht schützen, wenn Sie Wasser in den Filter eingießen.

Füllen Sie jetzt oben Wasser ein. Fangen Sie das Wasser, welches unten heraustropft mit einem geeigneten Gefäß auf.

Kochen Sie das so gefilterte Wasser nach Möglichkeit anschließend noch ab.

Links

http://www.youtube.com/watch?v=YgtDXQlWhJ8

http://www.youtube.com/watch?v=YgelK25Dbg0

Bekleidung

Ziehen Sie sich bei aktiver sportlicher Betätigung nach dem Zwiebelprinzip an. So können Sie sich bei starker Anstrengung teilweise ausziehen.

Bei der Unterwäsche benötigen Sie mindestens einmal Wechselwäsche. Diese können Sie in der Nacht anziehen, wenn die Wäsche des Tages trocknet.

Wenn Sie im Winter zelten oder im Freien biwakieren, so müssen Sie die nasse Wäsche Nachts mit in den Schlafsack zum Trocknen nehmen da die nassen Wäsche über Nacht im Freien nicht trocknen würde.

Auf sehr vielen Campingplätzen gibt es Waschmaschinen und Trockner. Das Waschen und Trocknen der Wäsche kostet Sie hier etwa 5 Euro. Planen Sie ab und an das Waschen der Wäsche ein. Dies spart viel Gepäck. Dazu ist es aber notwendig etwas Waschpulver in einer kleinen Dose mitzuführen. Zur Not können Sie auch flüssige Seife nutzen, welche Sie in kleinen Mengen ab und an finden. Das Waschen der Wäsche ist auch in Waschsalons in größeren Städten möglich.

Alternativ können Sie von zu Hause mehr Wechselwäsche mitnehmen. Beim Auto- oder Flugzeug-Urlaub ist dies sinnvoll, dann sparen Sie sich das Waschen im Urlaub.

Nutzen Sie schnell trocknende Funktionswäsche. Der Vorteil ist, dass diese den Schweiß nicht in das Gewebe aufsaugt. Im Winter ist dies ein echter Vorteil. Die Handwäsche der Funktionsunterwäsche ist meist sehr einfach. Manchmal ist die Wäsche sogar über Nacht getrocknet. Testen Sie die Funktionsunterwäsche aus bevor Sie damit in den Urlaub fahren. Es gibt große Unterschiede. Etliche Stoffe, auch namhafter Hersteller, scheuern auf der Haut bei starker körperlicher Betätigung und erzeugen Hautreizungen, zum Beispiel auf den Brustwarzen, welche Sie wieder mit einem Pflaster abdecken müssen. Dies ist unbedingt zu vermeiden.

Wanderschuhe

Kauf

Der Wanderschuh ist der wichtigste Ausrüstungsgegenstand des Wanderers. Er sollte perfekt passen und keine Blasen an den Füßen hervorbringen. Aber wie ist das zu erreichen?

Die Wanderschuhe werden nach den Kategorien A,B,C und D eingruppiert. Zusätzlich gibt es noch die Mischkategorien A/B und B/C. Leider gibt keine genauen verbindlichen Richtlinien für die Eingruppierung, so dass jeder Hersteller diese selbst für den jeweiligen Schuh festlegt.

Es gibt die folgenden Kategorien:

Kategorie A - bequeme Halbschuhe - geeignet für Straßen und ebene Wanderwege - der ideale Alltagsschuh

Kategorie B - halbhoher Schuh mit fester Sohle - geeignet für unebene Wege, auch im Hochgebirge, nur eingeschränkt Steigeisenfest - der ideale Wanderschuh für durchschnittliche Touren

Kategorie C - hoher Schuh mit fester Sohle und festem Schaft - geeignet für Hochgebirgstouren über Gletscher, Steigeisenfest - schwerer Wanderschuh

Kategorie D - hoher Schuh mit sehr fester Sohle und festem Schaft - kein Durchbiegen der Sohle bei Frontalzackeneinsatz der Steigeisen, warm gefüttert - schwerer Schuh zum Eisklettern

Im Normalfall benötigen Sie Wanderschuhe der Kategorie A und B. Die leichten Schuhe der Kategorie A ziehen Sie an wenn das Gelände eben ist und die schwereren Schuhe der Kategorie B/C ziehen Sie in anspruchsvollerem Gelände an, wo die Wahrscheinlichkeit des Umknickens höher ist und vom Schuh verhindert wird.

Die Hersteller fertigen die Schuhe nach unterschiedlichen Leisten (Formen). Bei dem einen Hersteller ist beispielsweise der Ballen immer breiter wie bei einem anderen Hersteller. Beim Anprobieren müssen Sie herausfinden, welcher Hersteller den für Sie passenden Schuh herstellt.

Dafür sollten Sie in ein Outdoor-Fachgeschäft gehen und verschiedene Wanderschuhe anprobieren. Gehen Sie möglichst am Nachmittag zum Schuhkauf, denn im Laufe des Tages schwellen die Füße etwas an. Im allgemeinen können Sie bei späteren Schuhkäufen dann immer bei diesem für Sie passenden Hersteller bleiben. Bringen Sie zum Schuhkauf die Wandersocken und Einlegesohlen mit, welche Sie später in dem Schuh zur Wanderung tragen werden. Zur Not kaufen Sie sich vor dem Schuhkauf etwas dickere Wandersocken. Die dicken Socken vermindern die Reibung auf der Haut. Die Wandersocken sollten aus Kunstfasern und Wolle hergestellt sein. Baumwolle ist ungeeignet, da die Baumwollfasern die Feuchtigkeit sehr gut aufsaugen und dadurch der Fuß immer feucht umwickelt wäre. Die feuchte Haut würde sich viel schneller wund scheuern als trockene Haut. Der Schuh sollte im Laden perfekt passen. Die Ferse sollte im Schuh nicht reiben. Der Schuh darf nicht auf die Zehen drücken. Testen Sie auf der Teststrecke im Laden auch das gehen Bergan und Bergab.

Laufen Sie die Schuhe nach dem Kauf ein bevor Sie eine längere Wanderung mit Gepäck unternehmen.

Sollte der Schuh nicht optimal passen, so wenden Sie sich an Ihren Schuhhändler. Oft ist es möglich die Schuhe an den von Ihnen gewünschten Stellen weiten zu lassen. Dies ist auch nach dem Kauf möglich.

Schuhe aus Leder (außen und innen), mit möglichst wenig Nähten, sind zwar teurer, halten dafür aber länger. Durch die Behandlung mit Wachs werden die Lederschuhe wasserdicht (siehe nächstes Kapitel).

Links

https://www.outdoor-professionell.de/wanderschuhe-kategorie-einsatzgebiet-klasse/

Schuhe wachsen

Durch die Behandlung ihrer Bergschuhe aus Leder mit Schuhwachs werden diese wasserdicht.

Die etwas umständliche Prozedur lohnt sich, da ihre Schuhe so sehr lange wasserdicht, geschmeidig und atmungsaktiv bleiben.

Erwärmen Sie das Wachs und die Schuhe im Backofen auf 50°C.

Tragen Sie das Wachs gleichmäßig auf die Schuhe auf (z.B. mit einem Pinsel).

Erwärmen Sie die Schuhe im Backofen wieder auf 50°C. Das Wachs dringt jetzt in die Poren der Schuhe ein. Lassen Sie die Schuhe einige Zeit im warmen Ofen stehen. Das Wachs braucht etwas Zeit zum Einziehen.

Wenn Sie die Schuhe aus dem Ofen nehmen sollte kein Wachs mehr zu sehen sein. Das Wachs sollte vollständig in den Schuh eingezogen sein. Wenn dies noch nicht der Fall ist, so stellen Sie die Schuhe noch einmal in den warmen Backofen.

Polieren Sie die warmen Schuhe mit einer Schuhbürste, sofort wenn diese aus dem Ofen kommen. So erhalten Sie eine glatte Oberfläche.

Sollten Sie keinen Ofen haben, so können Sie die Schuhe im Sommer bei hohen Temperaturen auch in die Sonne stellen.

Schlafsack

Kauf

Legen Sie sich in den Schlafsack vor dem Kauf hinein. Wenn Sie sich zu eingeengt fühlen werden Sie nicht richtig schlafen können. Wählen Sie lieber eine Nummer größer. Bedenken Sie, dass Sie bei niedrigen Temperaturen auch mal dick angezogen in den Schlafsack kriechen werden. Schlafsäcke unterscheiden sich in Bezug auf Länge, Breite, Form, Füllung,... Ein Schlafsack in Mumienform schützt den Kopf vor Auskühlung. Dies ist bei Kälte sehr wichtig. Überlegen Sie vor dem Kauf wie Sie den Schlafsack nutzen wollen. Die Menge der Schlafsack-Füllung schlägt sich in der Komforttemperatur, im Gewicht und im Preis wieder. Eine Kunstfaser-Füllung ist schwerer, billiger und nicht so feuchtigkeitsempfindlich im Vergleich zur Daunen-Füllung.

Benutzung

Kombinieren Sie Ihren Schlafsack mit einem Biwaksack, wenn Sie irgendwo im Freien ohne Zelt schlafen. Sie schützen so den Schlafsack vor Feuchtigkeit und Schmutz.

Aufbewahrung

Wenn Sie den Schlafsack im Schrank aufbewahren, so nehmen Sie diesen aus dem Kompressionssack und lagern den Schlafsack in aufgelockerten Zustand in einer trockenen Umgebung.

Reinigung

Sie können einen Daunenschlafsack,... mit Daunenwaschmittel selbst waschen. Achten Sie beim trocknen darauf, dass der Schlafsack genügend "geschüttelt" wird (z.B. durch Wind, zusätzliche Tennisbälle im Trockner,...).

Links

Weitere Infos finden Sie unter:

http://de.wikipedia.org/wiki/Schlafsack

http://www.amelunxen.onlinehome.de/drofaq/schl afsack.html

http://www.bewaehrungsprobe.de/Schlafsack

Messer

Kauf

Ein Taschenmesser erfüllt oft alle notwendigen Anforderungen.

Benötigen Sie für gröbere Arbeiten ein Messer mit feststehender Klinge, so kaufen Sie ein Messer mit einer Klingenlänge unter 12 cm. Nach Waffengesetz § 42a ist es verboten Einhandmesser (Klingenlänge gleichgültig) oder feststehende Messer mit einer Klingenlänge über 12 cm zu tragen.

Messer schärfen

Zum Schärfen von Messern, Äxten,... benötigen Sie einen Schleifstein. Bei den Schleifsteinen gibt es verschiedene Körnungen.

200 - 500 JIS Anschleifstein (für grobe Arbeiten - zum Schärfen von Äxten,...)

800- 1000 JIS Schärfstein (für das Schärfen von Messern,...)

Zuerst müssen Sie den Schleifstein 10-15 Minuten in Wasser einweichen, damit sich kein Metallstaub in die Poren des Steins setzt.

Dann kann das Schärfen beginnen. Setzen Sie das Messer auf den Schleifstein (Schneide weg von Ihnen).

Schieben Sie das Messer über den Stein (Schleifwinkel beachten). Der Messerrücken zeigt zu Ihnen, die Schneide zeigt weg.

Bei der Rückwärtsbewegung nehmen Sie den Druck weg.

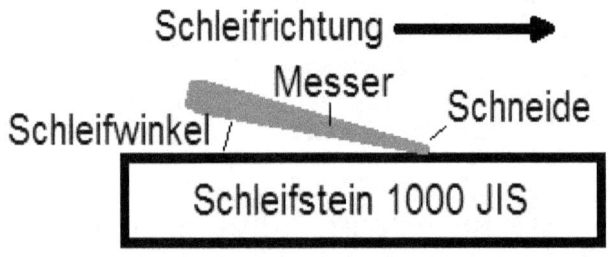

Schleifen Sie das Messer mit ca. 30° an (15° je Seite).

Für den Schleifwinkel bedeutet dies:
= ca. 2,5 mm Abstand Messerrücken zum Schleifstein, wenn das Messer 1 cm breit ist

= ca. 5 mm Abstand Messerrücken zum Schleifstein, wenn das Messer 2 cm breit ist

= ca. 7,5 mm Abstand Messerrücken zum Schleifstein, wenn Messer 3 cm breit ist

Versuchen Sie die komplette Schneide mit einem Zug zu schleifen (indem das Messer nach vorn und zur Seite bewegt wird).

Schieben Sie das Messer etwa 15 bis 20 mal über den Schleifschein.

Fühlen ob sich ein gleichmäßiger Grad gebildet hat (mit dem Finger).

Feuchten Sie den Stein immer wieder an.

Drehen Sie das Messer und schleifen jetzt die andere Seite des Messers (analog wie erste Seite).

Dann wieder die erste Seite schleifen, aber jetzt mit weniger Druck, damit der Grad entfernt wird.

Dann wieder die zweite Seite schleifen (analog wie erste Seite).

Wenn kein Grad mehr zu spüren ist, dann führen Sie eine Schneideprobe mit Papier durch. Wenn ein Papierblatt glatt zerschnitten werden kann, dann ist das Messer scharf.

Links

Weitere Infos finden Sie unter:
http://www.youtube.com/watch?v=grNNF7VFxzs

Reiseführer

Die Mitnahme eines Reiseführers ist dann sinnvoll, wenn Sie nicht an den bedeutendsten Sehenswürdigkeiten einfach so vorbeifahren wollen. Mit Hilfe der Reiseführer erfahren Sie einfach und schnell, welche Sehenswürdigkeit einen Besuch lohnt.

Alternativ können Sie sich die Route des nächsten Tages auf dem Navigationsgerät anschauen und die eingezeichneten Sehenswürdigkeiten mit Hilfe des hinterlegten Links prüfen. Dies spart sehr viel Gewicht für die dicken schweren Bücher.

Baedeker Reiseführer erhalten Sie von nahezu allen Regionen der Erde. Die Qualität ist gut. Die Reiseführer enthalten eine Landkarte mit der im Notfall eine ausreichende Navigation möglich ist.

Siehe auch:
http://shop.baedeker.com

Beispiele:
DEUTSCHLAND Baedeker Reiseführer
Verlag: Baedeker
ISBN: 9783829714914
https://shop.baedeker.com/baedeker-reisefuehrer-deutschland-9783829714914

ÖSTERREICH Baedeker Reiseführer
Verlag: Baedeker
ISBN: 9783829718387
https://shop.baedeker.com/baedeker-reisefuehrer-oesterreich-9783829718387

Ähnlich gute Qualität finden Sie in den Reiseführern von **Lonely Planet.**
Siehe auch:
https://www.lonelyplanet.de/

Beispiele:
Lonely Planet
Reiseführer Italien
ISBN: 9783829745789
https://shop.lonelyplanet.de/lonely-planet-reisefuehrer-italien-9783829745789

Packliste

Anbei eine Packlist, welche Sie an ihren Bedarf anpassen sollten. Packen Sie bei jeder größeren Reise mit dieser Packliste ihren Rucksack oder Koffer und Sie vergessen nie wieder etwas mitzunehmen. Sie sollen natürlich nur das einpacken was Sie brauchen, keinesfalls alles was auf der Liste steht.

Videos Radtour-Ausrüstung

Ausrüstung Radreise Radtour
https://www.youtube.com/watch?v=dEZIAqvXfvY

Bekleidung und Ausrüstung für die Radwanderung: Tipps zum Packen der Radtaschen
https://www.youtube.com/watch?v=LAnT6rjMJwY

7 Must Haves fürs Fahrradfahren | Caros Lifehacks #3 | MTBTravelGirl
https://www.youtube.com/watch?v=6xszA-f-P5E

Videos Wandertour-Ausrüstung

Wie packe ich meinen Wander-Rucksack richtig
https://www.youtube.com/watch?v=0wpOG9K5HV8

Rucksack Packen für mehrtägige Trekking Tour
https://www.youtube.com/watch?v=tbF4qGwuAXk

Diabetikerbedarf

Messstreifen - Bedarf pro Tag mal Reisetage plus Notfallreserve,
Messgerät,
Ersatzmessgerät oder Teststreifen, welche ohne Messgerät funktionieren,
Ersatzbatterien für Messgerät,
oder Ladegerät für Messgerät
Stechhilfe,
Ersatzstechhilfe,
Nadeln für Stechhilfe - Bedarf pro Tag mal Reisetage plus Notfallreserve,
Pen mit Normalinsulin,

Pen mit Langzeitinsulin,

Ersatzpen oder Einmalspritzen für Penausfall

Kanüle für Pen - Bedarf pro Tag mal Reisetage plus Notfallreserve,

Ampullen mit Normalinsulin - Bedarf pro Tag mal Reisetage plus Notfallreserve, falls eine Ampulle zerbricht, unwirksam wird,...

Ampullen mit Langzeitinsulin - Bedarf pro Tag mal Reisetage plus Notfallreserve, falls eine Ampulle zerbricht, unwirksam wird,...

Insulinpumpe und Zubehör,

Tabletten - Bedarf pro Tag mal Reisetage plus Notfallreserve,

Traubenzucker, Saft, Marzipan oder ähnliches (um den Blutzucker im Notfall schnell anheben zu können),

Glukagon-Notfallset,

Taschenlampe (um in der Nacht messen zu können),

Diabetikerausweis (mit Übersetzung in Englisch oder Landessprache des Ziellandes),

eventuell Protokollheft,

Transportbox für Tagesbedarf,

Transportbox für Hauptgepäck,

Rezept für Insulin, Tabletten, Kanülen, Stechhilfe,... falls ein Nachkauf während der Reise notwendig wird (Rezept einscannen und Kopie im WWW hinterlegen um im Notfall Ersatz beschaffen zu können, Daten in der Cloud sind sicher vor Diebstahl des Reisegepäcks bei der Reise – zweiter unabhängiger Ort, auch für Kopie Diabetikerausweis, Reisepass,...)

Bekleidung (4)

kurze Hose,
lange Hose,
Pullover (dick, dünn),
Socken, Strümpfe,
Unterhose, Unterhemd,
T-Shirt (kurz, lang),
Windjacke,
Jogginganzug,
Halstuch, Stirnband,
leichte Kopfbedeckung,
Regencape,
Regenhose,
Anorak,
Mütze,
Handschuhe,
Schlafanzug

Schuhe

Badelatschen,
Hausschuhe,
Sandaletten,
Wanderschuhe,
Halbschuhe,
Turnschuhe

Hygiene

Kamm,
Seife,
Waschlappen,

Zahnbürste und -paste,
kleines Handtuch,
Badehandtuch,
Haarwaschmittel,
Damenbinden

Arznei

Sonnenschutz,
gegen Insekten (der vor Ort gekaufte Mückenschutz
wirkt meist besser),
gegen Erkältung,
gegen Magenverstimmung,
gegen Durchfall,
gegen Schmerzen,
Pflaster,
Binden,
Lippenpflege,
vorgeschriebene Schutzimpfungen durchgeführt und
Bescheinigung eingepackt,
sonstige empfohlene Medikamente eingepackt,
**http://www.auswaertiges-
amt.de/DE/Aussenpolitik/Laender/Laender_Ueber
sicht_node.html**

Dokumente

Ausweis, Reisepass (Reisepass muss meist noch
mindestens 6 Monate gültig sein),
Visa (eventuell vorher beantragen),
Fahrzeugpapiere,
Auslandskrankenversicherung,

Kredit-Karte, (2 verschieden Kreditkarten sind optimal, da die Karten nicht immer und überall funktionieren),
EC-Karte,
Geld (EUR,...),
Fahrkarte, Flugticket, Reisebürounterlagen,
Telefonliste mit Notrufnummern,
Schreibzeug,
Adressliste,
ggf. Studentenausweis,
ggf. Mitgliedskarte DJH (wird auch im Ausland anerkannt),
ggf. Pilgerausweis,
Kopie von Ausweis, Reisepass, Flugticket,...
anfertigen und diese Kopien an einem andern Ort (zum Beispiel im Internet, in der Cloud) aufbewahren um nach einem Diebstahl wenigstens eine Kopie der wichtigsten Dokumente vorweisen zu können.

Nützliches

Taschenlampe (Ersatzbatterien),
Kerzen,
Nähzeug,
Bindfaden,
Plastiktüten (groß, klein),
Papiertaschentücher,
Toilettenpapier,
Landkarten, Fahrradkarte,
Kompass (sehr hilfreich in größeren Städten, wenn die Ausschilderung schlecht ist und sonst keine Orientierungshilfe vorhanden ist)
Reiseführer,

Wörterbuch, Hauptwörterliste, (die wichtigsten
Wörter auswendig lernen)
Adressen (E-Mail,...),
Spielkarten,
Würfel,
Steckdosenadapter,
Reiselektüre,
Waschmittel (5),
Klammern, Wäscheleine,
Tagebuch,
Uhr (incl. Wecker),
Thermometer,
Fahrplan (Bahn,...),
Zweitschlüssel Auto, Wohnung,
Handy, incl. Ladegerät,
Satellitentelefon (abhängig vom Zielgebiet),
Trillerpfeife (für Notsignal),
GPS-Gerät (zur Navigation),
Hüttenschlafsack/Inlett (zum Schutz vor Schmutz und
Insekten - kann auch im Hotelbett sinnvoll sein,...),
Ohrstöpsel (um Lärm,... besser ertragen zu können),
Powerbank (Mit der Powerbank kann man das Handy
am Tag aufladen/betreiben. Die Powerbank kann man
auch mal unbeobachtet irgendwo an einer Steckdose
zu lagen liegen lassen.)

Foto

Fotoapparat,
Camcorder,
Ersatzbatterien,
Ladegerät,
Speicherkarten

Camping

Schlafmatte, Luftmatratze,
Schlafsack,
Zelt (7),
Biwaksack,
Zeltlappen,
Wasserkanister,
Kühlbox,
Stromkabel,
Spannungswandler, Steckdosenadapter,
Folienplane,
Reservierung,
Campingführer,
Lampe,
Stuhl,
Tisch

Kochen

Taschenmesser,
Büchsen-, Flaschenöffner,
Dolch (2),
Becher, Tasse,
Trinkflasche,
Brettchen,
Kocher,
Benzin,
Gaskartusche (3),
Topf, Topfhalter,
Feuerzeug, Streichhölzer

Proviant (1)

Getränke, Tee, Kaffee, Kakao,
Mineralwasser (mit/ohne Kohlensäure),
Brot (weiß, schwarz, haltbar),
Butter, Margarine,
Wurst,
Käse,
Gemüse,
Obst,
Trockennahrung, Ketchup,
Marmelade, Honig,
Spaghetti, Reis,
Gewürze (Pfeffer, Salz),
Traubenzucker, Studentenfutter, Müsliriegel,
Schokolade,
Müsli, Milch, Zucker,
fertige Schnitten,
Getränke für die Anreise (6),
Tipp - leere Flasche mit durch Sicherheitscheck beim
Flughafen nehmen und nach dem Sicherheitscheck
und vor dem Abflug in der Toilette wieder mit
Wasser füllen

Baden

Badehose, Badeanzug,
Badehandtuch,
Taucherbrille, Schnorchel,
Badeschuhe,
Sandspielzeug,
Sonnenschirm/Standmuschel

Survival-Tour

Kälteschutzfolie (Rettungsdecke),
Zündhölzer, Feuerzeug,Feuerstahl,
2 Kerzen,
Trockenspiritus,
Taschenmesser,
Dolch (2),
10 m Schnur (zum Bau von Unterkünften,...),
Wasserentkeimungstabletten,
Drahtsäge, Beil,
Klappspaten

Radtour

Fahrrad

Bekleidung

Zusätzlich zu den in Kapitel Bekleidung aufgeführten
Sachen ist bei einer Radtour die Mitnahme folgender
Bekleidung sinnvoll:
Fahrradhose,
Fahrradhandschuhe,
Hosenbeinschutz für Schutz vor Radkette,

wasserfeste Packtaschen

Besorgen Sie sich stabile, wasserfeste Packtaschen
um Probleme während der Fahrt mit dem
Gepäcktransport (abgebrochene Befestigungen,...) zu
reduzieren.

Packen Sie die Taschen in der unten beschriebenen Reihenfolge. Lassen die also die Packtaschen vorn und dem Packsack hinten weg, wenn alles in die 2 Packtaschen hinten hineinpasst.

Lenkertasche mit Kartenfach (enthält Karte, Geld,...), 2 Packtaschen für hinten, Packsack (hinten über die 2 Packtaschen schnallen), 2 Packtaschen für vorn (können baugleich mit den Packtaschen für hinten sein - sollten für schnell zu Erreichendes wie Regensachen und Proviant genutzt werden)

Sicherheit

Fahrradhelm, Warnweste (auf stark befahrenen Straßen bei schlechten Sichtverhältnissen sehr sinnvoll - in Frankreich außerorts bei schlechter Sicht gesetzlich vorgeschrieben), Fahrradbrille (zum Schutz vor Insekten, Sonne), Fahrradschloss,

Reparatur

Flickzeug, Ersatzschlauch, Ersatzmantel (faltbar) Reparaturwerkzeug (auf ihre Schraubverbindungen am Rad abgestimmt), Öl (zum Ölen der Lager, der Kette nach Regen,...), Luftpumpe, Manometers zur Kontrolle des Luftdrucks im Reifen, Ersatzseilzüge für Bremsen und Schaltung,

Ersatzkette, Kettenschloss,
Kleinteile (Muttern, Schrauben, Unterlegscheiben,...)
Bremsbeläge,
Draht,
2-Komponenten-Kleber,

Regen

Vernünftig vor Regen sind Sie nur geschützt, wenn
Sie die folgenden Dinge komplett dabeihaben:
regenfeste Jacke,
regenfeste Hose,
regenfeste Schuhüberzieher,

Sonstiges

Es gibt USB-Ladegeräte, welche den Nabendynamo
des Fahrrades nutzen um den Akku des Navi,... zu
laden (siehe dazu: **http://fahrradbeleuchtung-info.de/marktuebersicht-usb-ladegeraete-fuer-nabendynamos**).

Bemerkungen

(1) Beachte die Gesetzeslage.
Die Einfuhr von Lebensmitteln ist in vielen Ländern
verboten (USA,...)

(2) Beachte die Gesetzeslage.
Messer mit feststehender Klinge über 12 cm
Klingenlänge sind verbotene Waffen (Deutschland,...)

(3) Beachten Sie die Transportbestimmungen im Flugzeug. Leicht entzündliche Dinge wie Gaskartuschen werden oft nicht transportiert.

(4) Ziehen Sie sich nach dem Zwiebelprinzip an (viele Sachen übereinander). Damit sind Sie sehr flexibel bei unterschiedlichen Temperaturen.

(5) Wenn Sie immer mal wieder etwas auswaschen sparen sie Gewicht.

(6) Beachten Sie die Transportbestimmungen im Flugzeug. Über 100 ml Flüssigkeit im Handgepäck sind oft verboten (Europa,...).

(7) Planen Sie, wenn Sie das Zelt nicht auf dem eigenen Rücken tagelang über Berge tragen müssen, ein etwas größeres Zelt ein. Ideal ist ein Zelt welches eine Person größer ist als benötigt. Wenn 2 Personen im Zelt schlafen nehmen Sie ein 3-Personen-Zelt mit. Dann haben Sie genügend Platz für ihr Gepäck im Zelt und etwas mehr Bewegungsfreiheit im Zelt, was vor allem bei schlechtem Wetter sehr vorteilhaft ist. Achten Sie beim Zelt darauf, dass dieses aus Außenzelt und Innenzelt besteht. Besteht das Zelt nur aus einer Hülle, so ist es zwar leicht, doch ist ihr Schlafsack jeden Tag durch Kondenswasser im Zeltinneren feucht. Das Innenzelt sollte nicht aus Baumwolle bestehen, da Sie das Zelt oft im feuchten Zustand transportieren müssen und Baumwolle oder andere natürliche Stoffe dann anfangen zu stocken und zu schimmeln.

Notruf

112

Die Notrufnummer für Europa lautet 112. Die 112 funktioniert auch in vielen Ländern der Welt als Notrufnummer. Sie können diese Nummer mit dem Handy wählen, auch wenn Sie keine PIN eingegeben haben. Die Nummer ist gebührenfrei. Eine Vorwahl ist nicht notwendig.

Nehmen Sie ein Handy mit, wenn Sie eine Tour unternehmen in der Sie in einen Notfall kommen könnten und Sie niemanden sonst um Hilfe bitten können. Schalten Sie das Handy eventuell aus um im Notfall genügend Strom zu haben. In abgelegenen Gebieten ist der Handyempfang nicht immer gewährleistet. Ihr Handy versucht in diesem Fall regelmäßig ein Funknetz zu finden und verbraucht dabei viel Strom.

Links

Weitere Infos finden Sie unter:

http://de.wikipedia.org/wiki/Euronotruf

Satelliten-Notrufsystem

Sie können auf vielen Smartphones eine SOS-Notruffunktion einstellen bei der die GPS-Koordinaten mit übermittelt werden. Diese Nachricht geht an eine von Ihnen vorher eingestellte Adresse, welche auf die Nachricht reagieren muss und den Rettungsdienst verständigen muss. Voraussetzung ist aber funktionierender Handyempfang. Dieser ist in vielen Gebieten mit guter Infrastruktur heute gegeben.

Sollten Sie etwas abseits großer Menschenansiedlungen oder in tiefen Tälern unterwegs sein sind Handys oft nicht sendebereit. Dies gilt für Lappland ebenso wie für viele Gebiete im Hochgebirge ohne Handyempfang. Hier müssen Sie auf andere Geräte ausweichen. Es gibt Geräte, welche beim Betätigen eines SOS-Knopfes einen Notruf mit GPS Koordinaten an eine Zentrale senden. Die Zentrale alarmiert die örtliche Rettungsstelle, welche Sie durch die Kenntnis Ihres genauen Aufenthaltsortes leicht bergen kann. Die Mitnahme eines solchen Gerätes ist in Gebieten ohne Handyempfang und sehr wenigen Menschen, welche einem im Notfall helfen könnten, sehr sinnvoll.

Satellitentelefone mit eingebautem GPS und SOS-Knopf bieten dies Funktion. Anbieter sind hier Iridium, Inmarsat und Thuraya. Achten Sie darauf dass in Ihrem Zielgebiet die Satelliten des Anbieters empfangbar sind.

Es gibt auch Geräte ohne Telefonfunktion (GPS-Tracker,...) mit denen Sie im Notfall ebenfalls einen Notruf mit GPS Koordinaten über einen SOS-Knopf absetzen können.

Achten Sie darauf, dass das Gerät wasserdicht ist.

S O S

Ohne Handy können Sie das allgemeine Hilfesignal "S O S" in den Schnee treten, aus Gras oder Zweigen legen,... Dies könnte dem Hubschrauber,... helfen Sie zu finden.

Im Morsealphabet ist dies . . . - - - . . .
Blinken Sie dieses Zeichen mit der Taschenlampe,... oder klopfen Sie dieses Zeichen wenn Sie jemanden um Hilfe bitten wollen.

Links

Weitere Infos finden Sie unter:

http://de.wikipedia.org/wiki/Morsezeichen#SOS

Alpines Notsignal

Das alpine Notsignal besteht aus 6 optischen und/oder akustischen Signalen gleicher Art pro Minute. Nach einer Pause von etwa einer Minute werden die 6 Signale wiederholt.

Die Antwort auf das alpine Notsignal besteht aus 3 optischen und/oder akustischen Signalen gleicher Art pro Minute. Nach einer Pause von etwa einer Minute werden die 3 Signale wiederholt.

Links

Weitere Infos finden Sie unter:

http://de.wikipedia.org/wiki/Alpines_Notsignal

Orientierung

Navigationsgeräte

Elektronische Navigationsgeräte sind für den Radfahrer und Wanderer sehr hilfreich. Verwenden können Sie ein normales Smartphone mit GPS-Empfang oder ein spezielles Navigationsgerät. Wenn möglich sollte das Gerät wasserdicht sein, so dass Sie auch im Regen navigieren können.

Navigationsgeräte mit Software und Karten zur Wander- und Fahrrad-Navigation bieten zum Beispiel an:

http://www.falk-outdoor.com/de/

https://buy.garmin.com/

http://www.teasi.eu/start/

Für ein normales Smartphone mit GPS-Empfänger bietet sich folgende Software zur Navigation an:

Mapy.cz
  Kostenloses Programm mit kostenlosen Offline -Kartenmaterial, wenn das Land vorher gespeichert wurde. Sehr gut zum Wandern und Radfahren geeignet, da sehr detailreicher Maßstab.
  Der große Mehrwert zu anderen Navigationsprogrammen besteht darin, dass Sie auf der Landkarte erkennen welche Markierung der Weg

hat auf dem Sie sich aktuell befinden. D.h. die Straße auf der ein Radweg verläuft ist zusätzlich mit einem lila Strich gekennzeichnet.
Zusätzlich finden Sie am lila Strich den Namen des Radweges.
Wanderwege sind andersfarbig markiert. Ein Wanderweg "grüner Strich" ist mit einem grünen Strich und dem Namen hinterlegt. Für den Skilanglauf wechseln Sie auf die Winterkarte. Die maschinell gespurten Loipen sind blau und Wettkampfloipen sind rot markiert. Der Detailgrad der Karten ist sehr gut. Eine detaillierte Legende finden Sie auf der Webseite
https://de.mapy.cz/
Auf der Seite können Sie auch eine detaillierte Routenplanung mit Entfernungsangaben, Höhenprofil, GPX oder KML-Export,... finden.

- **MapFactor GPS Navigation**
(kostenloses Programm mit kostenlosem unbegrenztem Offline-Kartenmaterial auf der Basis von Openstreetmap oder TomTom (dann kostenpflichtig) geeignet auch zum Wandern und Radfahren, Karten sehr einfach nach Ländern geordnet zu laden, sehr gute Suche nach Campingplätzen, Gasthäusern und sehr vielen weiteren interessanten Orten),

Google-Maps
(kostenloses Programm mit Offline-Kartenmaterial, wenn der Landkartenausschnitt vorher gespeichert wurde (Speicherung etwas umständlich - nur begrenzte Zeit verfügbar, geeignet auch zum Wandern und Radfahren),

OSMAnd+
(eingeschränkte Anzahl kostenloser
Karten),

HERE
(gute Autonavigation, keine Wander- und
Radwege),

Komoot
(kostenpflichtiges Offline-Kartenmaterial,
Auflösung nicht so gut wie bei mapy.cz)

Mit diesen Navigationsprogrammen können Sie ohne
Mobilfunknetz, nur mit GPS-Signal, navigieren, wenn
Sie die Karten vorher auf ihrem Gerät gespeichert
haben. Wenn Sie nach Sonderzielen wie
Campingplätzen, Supermärkten und Museen suchen
können, dann ist dies sehr hilfreich.

Testen Sie vor Fahrtantritt das Gerät und die
Software. Heute ist leider oft der Stromverbrauch so
hoch, dass Sie eventuell mal ohne Strom dastehen.
Packen Sie für diesen Fall eine grobe Landkarte ein.

Nehmen Sie in jedem Fall eine Powerbank, einen
zusätzlichen Akku zum Laden des Smartphones, mit.

Achten Sie beim Kauf darauf, dass das
Navigationsgerät auch während des Ladens
navigieren kann.

Es gibt USB-Ladegeräte, welche den Nabendynamo
des Fahrrades nutzen um den Akku zu laden.

USB-Ladegeräte für Nabendynamos - siehe dazu:
http://fahrradbeleuchtung-info.de/marktuebersicht-usb-ladegeraete-fuer-nabendynamos

http://www.bumm.de/produkte/e-werk-usb-werk.html

Gehen Sie davon aus, dass der Ladestrom durch den Nabendynamo in etwa dem Stromverbrauch des Navigationssystems entspricht. Wirklich nachladen kann das Gerät nur, wenn das Display ausgeschaltet ist. Im Allgemeinen müssen Sie über Nacht die Geräte wieder vollständig aufladen.

Laden Sie sich im Vorfeld das Programm und alle erforderlichen Landkarten für das Zielgebiet auf ihr Gerät. Damit ist eine Internetverbindung zur Navigation nicht mehr erforderlich.

Ihr Gerät muss während der Fahrt nur noch über GPS den aktuellen Standort bestimmen. Dazu muss ihr Gerät die GPS-Satellitensignale empfangen und auswerten können.

Openstreetmap ist eine sehr gute kostenlose elektronisch verfügbare Online-Landkarte mit Wander- und Radwegen, sowie vielen Zusatzinformationen.

Hilfreich sind ferner Offline-Wörterbücher und Offline-Reiseführer. Diese helfen ohne Internetverbindung weiter.

Nehmen Sie sich zusätzlich einen Adapter CEE Stecker auf Schutzkontaktsteckdose mit, wenn Sie auf Zeltplätzen übernachten. Sie können damit den Stromkasten neben ihrem Zelt nutzen und müssen ihr Gerät nicht bei der Rezeption zum Laden abgeben. Fragen Sie einen Nachbarn auf dem Zeltplatz ob er ihr Gerät an eine seiner Steckdosen laden kann. Meist ist dies problemlos möglich.

Lassen Sie ihr Gerät nicht unbeaufsichtigt in einem Waschraum eines großen Zeltplatzes an der Steckdose zum Laden liegen. Nutzen Sie dazu die Powerbank. Wenn diese wegkommt ist der Verlust kleiner.

Prüfen Sie die Mobilfunkoptionen ihres Anbieters. Eventuell gibt es kostengünstige Zusatzoptionen für das Urlaubsgebiet in der Urlaubszeit, so dass Sie die Telefonie- und Internetkosten minimieren können.

Oft ist es möglich in Pensionen, Hotels, Campingplätzen, Gasthäusern, Läden oder Banken kostenloses WLAN zu nutzen. Fragen Sie einfach nach.

Sonne

Wenn die Technik einmal versagt ist es sehr nützlich ein paar Tricks zu kennen um sich orientieren zu können. Die Sonne ist das einfachste Hilfsmittel um die Himmelsrichtung zu bestimmen.

Für Europa gilt:

Die Sonne steht (zum Frühlingsanfang und zum
Herbstanfang):
6 Uhr im Osten,
12 Uhr im Süden,
18 Uhr im Westen.

12 Uhr steht die Sonne immer im Süden. Die Zeiten
für Osten und Westen ändern sich geringfügig im
Laufe des Jahres.

Gilt Sommerzeit, so ist auf die oben genannte Uhrzeit
1 Stunde zu addieren.

Die Sonne steht während der Sommerzeit 13 Uhr im
Süden.

Uhr-Methode

Wenn man den kleinen Zeiger der Uhr
(Stundenzeiger) auf die Sonne richtet, so ist Süden in
der Mitte zwischen der Sonne und der 12.

Im folgenden Bild sehen Sie ein Beispiel für die
Uhrzeit 9 Uhr. Süden liegt in der Mitte zwischen der
9 und der 12.

Mit dieser Methode können Sie auch mit dem Mond
die Himmelsrichtung bestimmen (siehe Kapitel
Orientierung/Mond). Dazu ist allerdings eine
Umrechnung der Uhrzeit unter Beachtung der
Mondphasen notwendig.

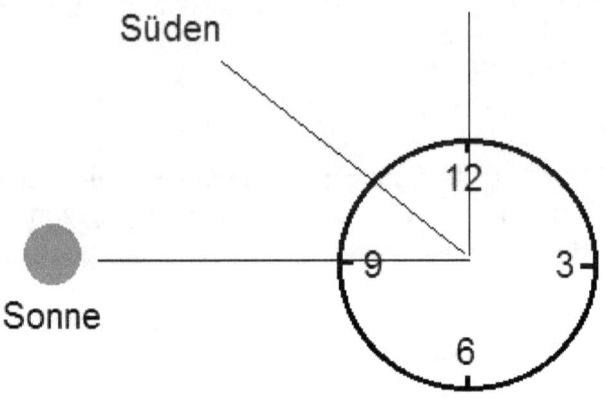

Sommerzeit

Ziehen Sie von der aktuellen Uhrzeit 1 Stunde ab. Damit sehen Sie oben ein Beispiel für 10 Uhr Sommerzeit (entspricht 9 Uhr Mitteleuropäische Zeit (MEZ)).

Die Abweichung bei der Uhr-Methode, welche sich durch die Mitteleuropäische Sommerzeit (MESZ) (+ 1 h) ergibt können Sie normalerweise ignorieren.

Links

http://de.wikipedia.org/wiki/Sommerzeit

Mond

Der Mond zeigt die Himmelsrichtung ebenso an wie die Sonne.

Für Europa gilt:

Der Vollmond steht (zum Frühlingsanfang und zum Herbstanfang):
18 Uhr im Osten,
24 Uhr im Süden,
6 Uhr im Westen.

Gilt Sommerzeit, so ist auf die oben genannte Uhrzeit 1 Stunde zu addieren.

Der Vollmond steht während der Sommerzeit
1 Uhr genau im Süden.

Um die Himmelsrichtung bei allen Mondphasen zu bestimmen müssen Sie etwas rechnen.

Schritt 1
Schätzen Sie die Größe des Mondes.
Vollmond (vollständiger runder Kreis)
ist **12**/12 (**Zähler**/Nenner)
zwischen Vollmond und Halbmond
ist es **11**/12 bis **7**/12,
Halbmond (es ist ein Halbkreis zu sehen)
ist **6**/12,
zwischen Halbmond und Neumond
ist es **5**/12 bis **1**/12,
Neumond (kein Mond zu sehen)
ist **0**/12.

Schritt 2
Bei zunehmenden Mond zeigt die runde Seite nach rechts, beim abnehmenden Mond nach links. Bestimmen Sie ob ob der Mond zunimmt oder abnimmt.

Schritt 3
Bei abnehmendem Mond addieren Sie den Zähler der Mondphase aus Schritt 1 (dick gedruckte Zahl) zur aktuellen Uhrzeit. Bei zunehmendem Mond subtrahieren Sie den Zähler von der Uhrzeit. Zu der so errechneten Uhrzeit steht die Sonne tagsüber an der Stelle wo der Mond jetzt steht.

Schritt 4
Jetzt können Sie mit der Uhr-Methode (siehe Kapitel Orientierung/Sonne/Uhr-Methode) Süden bestimmen.

Links

Weitere Infos finden Sie unter:

http://www.tippscout.de/himmelsrichtung-mit-mond-feststellen_tipp_2827.html

Sterne

Polarstern

Der Polarstern (Polaris) befindet sich immer ziemlich genau im Norden.

Zu finden ist der Polarstern über die Sternbilder "Großer Wagen" und "Kleiner Wagen". Die hintere Seite des "Großer Wagen" müssen Sie etwa 5 mal verlängern, dann erreichen Sie den Polarstern. Der Polarstern steht am Ende der Deichsel des Sternbild "Kleiner Wagen".

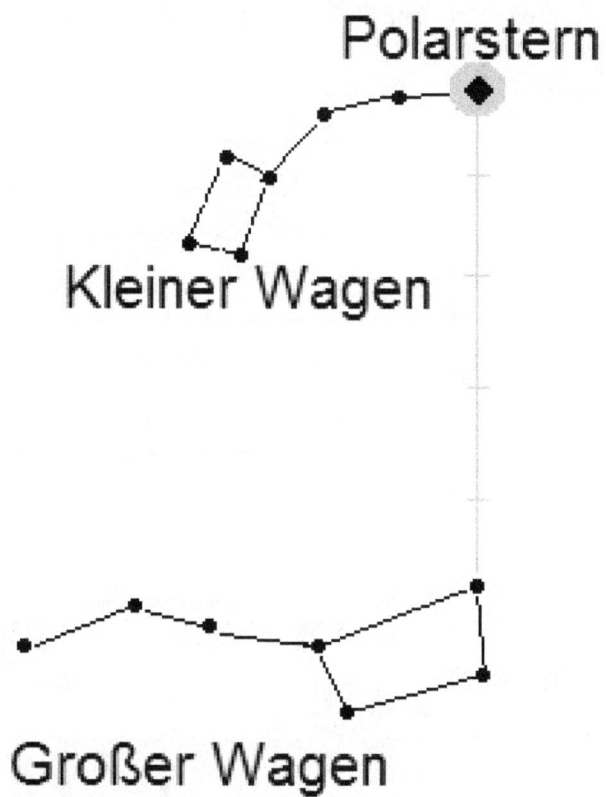

Links

Weitere Infos finden Sie unter:

http://de.wikipedia.org/wiki/Polarstern

http://www.ajoma.de/html/polaris.html

http://www.ajoma.de/html/orientierung.html